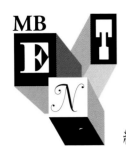

編集企画にあたって……

　耳鼻咽喉科疾患に対して漢方薬が有効であった経験を多くの先生方が持っていらっしゃると想像します．西洋医学的手法では治療が難しい，あるいは効果が乏しかったが漢方薬で良くなった症例，漢方薬と西洋薬を併用することで有用性が向上した症例など，さまざまあると思います．

　2016年伊勢志摩サミットが開催され，国際保健のためのG7伊勢志摩ビジョンが宣言されました．その中で，AMR（薬剤耐性）対策として，人・動物の抗微生物剤の適切かつ適正な使用の推進が掲げられています．感染症ではない疾患を漢方薬で治療していると抗微生物薬を投与する頻度が減少したという経験があります．AMR対策が言われている中，漢方薬にもっと注目して良いと思います．マクロライド少量長期の替わりに漢方薬を投与，あるいは扁桃炎の繰り返しを漢方薬で抑制するなども期待されます．また，抗微生物薬の投与を減らすために易感染性の小児の体力を整えることは大切です．免疫力を向上させるのは西洋薬で難しく，漢方薬の得意とするところです．ただし西洋医学的なエビデンスが多くないために，種々の疾患のガイドラインに漢方処方が具体的に記載される機会が少ないことは残念です．反復性中耳炎に対して十全大補湯の投与により抗菌薬の使用量が減少できることがガイドラインに記載されたことは素晴らしいことと考えます．

　エビデンスを構築する際は，漢方薬は単一製剤ではないこと，二重盲検試験が組みにくいなどの問題点がありますが，漢方医学は個人個人が異なるという「個の医療」という考え方が最も大きな障害となります．西洋医学では多数例の解析に基づいて行われます．1例でも有効であれば漢方医学ではエビデンスですが，西洋医学では受け入れられません．症例を集積すればレベルは低いがエビデンスとなります．この集積研究をもとに，個々の漢方薬についてどのような症状の組合せであれば有用であるかを推測し，さらに高いレベルの比較試験をデザインすることも可能になります．ガイドラインに記載されると，漢方薬に精通されていない先生も使いやすくなり症例も集まってきます．しかし，漢方医学の診察・理論に基づいて処方されている先生は，西洋薬と同じように使用されることに違和感を覚えるかもしれません．

　今回は，学会などで拝聴し企画者が興味を持った先生にご依頼しました．限られた先生方だけが共有するには勿体ない知識です．たくさんの先生方に知っていただきたいものを取り上げました．読まれた先生も投与し，その有用性を再評価することも大切です．そして，エビデンス構築の一歩になることを期待しています．

2019年1月

齋藤　晶

KEY WORDS INDEX

和　文

あ行
アクアポリン　35
安全性　84
医師患者コミュニケーション　9
黄耆建中湯　84

か行
肩こり関連めまい　17
漢方治療　17,35,69
漢方薬　1
気，血，水，五臓　44
気虚　25
気血水　1
急性・慢性副鼻腔炎の漢方治療　55
急性扁桃炎　74
起立性調節障害　17
血虚　25
血行動態性椎骨脳底動脈循環不全　17
口腔乾燥症　69
好酸球性副鼻腔炎　55
口内炎　69
五臓　1
子ども　84
五苓散　35

さ行
柴苓湯　55
耳管開放症　25
小青竜湯　77
辛夷清肺湯　55
津液枯燥　25
腎虚　25
滲出性中耳炎　35
真武湯　44
随証治療　9
随伴症状　9
清肺湯　77
舌診　1
舌痛症　69
即効性　84

た・な行
体質改善　84
ディレグラ配合錠®　44
東洋医学　44
難治性　35

は行
麦門冬湯　77
半夏厚朴湯　9
鼻炎治療　44
白虎加人参湯　69
茯苓飲合半夏厚朴湯　77
扁桃炎　74
補中益気湯　25,84

ま行
麻黄　44
麻黄附子細辛湯　77
麻杏甘石湯　77
慢性耳鳴　9
慢性扁桃炎　74
めまい　17
問診　1

ら行
六君子湯　77
立効散　69

欧　文

A・B
accessory symptom　9
acute tonsillitis　74
aquaporin　35
AQP　35
Bakumondo-To　77
Banxia-houpo-tang　9
blood deficiency　25
Bukuryo-In-go-Hange-koboku-To　77
Byakkokaninjinto　69

C・D
childhood　84
chronic tinnitus　9
chronic tonsillitis　74
constitution improvement　84
Core, Blood, Water, Viscera　44
Diregura blended goods　44

E・F・G
Ehedra herb　44
eosinophlic sinusitis　55
five viscera　1
fluid deficiency　25
glossodynia　69
Goreisan　35

H・I
Hangekobokuto　9
hemodynamic-vertebro-basilar insufficiency　17
herbal remedies for acute and chronic sinusitis　55
Hochuekkito　25,84
H-VBI　17
immediate effect　84
inquiry　1

K・M
Kampo medicine　1,69
Kampo therapy　17
Kampo treatment　35
kidney™ deficiency　25
Ma-kyo-kan-seki-To　77
Mao-bushi-saishin-To　77

O・P
OD　17
Ogikenchuto　84
OME　35
oriental medicine　44
orthostatic dysregulation　17
otitis media with effusion　35
patient-physician communication　9
patulous eustachian tube　25

Q・R
qi, blood and fluid　1
qi deficiency　25
refractory　35
rhinitis treatment　44
Rikkosan　69
Rikkunshi-To　77

S
safety　84
Saireito　55
Seihai-To　77
Shinbu-to　44
Shiniseihaito　55
Sho-seiryu-To　77
stiff neck and shoulders related dizziness　17
stomatitis　69

T・V・X
tongue inspection　1
tonsillitis　74
vertigo　17
xerostomia　69

WRITERS FILE ライターズファイル（50音順）

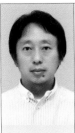

猪　健志
（いの　たけし）

- 2001年　北里大学卒業
  同大学耳鼻咽喉科入局
  その後，独立行政法人
  相模原病院，大和市立
  病院，町田市民病院に
  て勤務
- 2012年　北里大学大学院医療系
  研究科（東洋医学科）博
  士課程修了
  東芝林間病院，医長
- 2015年　相模原協同病院，副部
  長
- 2016年　同，部長

金子　達
（かねこ　とおる）

- 1983年　昭和大学卒業
  同大学耳鼻咽喉科入局
  同大学大学院入学
- 1987年　同大学大学院修了
- 1990年　同大学医学部，助手
- 1994年　同大学耳鼻咽喉科，専任講師
- 1998年　同，兼任講師
  金子耳鼻咽喉科，副院長
- 2008年　金子耳鼻咽喉科クリニック，院長
- 2013年　日本東洋医学会関東甲信越支部栃木県会，会長

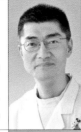

竹越　哲男
（たけごし　てつお）

- 1990年　群馬大学卒業
  同大学耳鼻咽喉科学教室入局
- 1994年　同大学大学院修了
- 1996年　前橋日赤耳鼻咽喉科，副部長
- 2000年　社会保険群馬中央総合病院耳鼻咽喉科，医長
- 2012年　竹越耳鼻咽喉科医院，院長

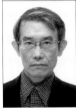

内薗　明裕
（うちぞの　あきひろ）

- 1983年　鹿児島大学卒業
  同大学耳鼻咽喉科入局
- 1987年　同大学病院，助手
- 1991年　国立南九州中央病院耳鼻咽喉科
- 1992年　県立北薩病院耳鼻咽喉科，部長
- 1994年　国立療養所星塚敬愛園，医長／鹿児島大学病院兼任講師
  同年12月　せんだい耳鼻咽喉科，院長

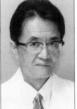

菊島　一仁
（きくしま　かずひと）

- 1989年　秋田大学卒業
  山梨医科大学（現：山梨大学医学部）耳鼻咽喉科教室入局
- 1994年　山梨赤十字病院耳鼻咽喉科，医長
- 1995年　山梨医科大学耳鼻咽喉科，助手
- 1998年　菊島耳鼻咽喉科医院，院長

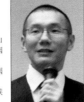

星野　朝文
（ほしの　ともふみ）

- 2000年　筑波大学卒業
  同大学耳鼻咽喉科入局
- 2002年　日立製作所水戸総合病院耳鼻咽喉科
- 2008年　筑波大学大学院修了
- 2010年　同大学附属病院，病院講師
  同大学，講師
- 2012年　国立病院機構霞ヶ浦医療センター耳鼻咽喉科，科長
- 2015年　筑波大学附属病院，臨床准教授（病院）
  日本東洋医学会認定漢方専門医

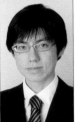

大田　重人
（おおた　しげと）

- 2002年　琉球大学卒業
  同大学耳鼻咽喉科入局
- 2004年　沖縄県立中部病院耳鼻咽喉科
- 2007年　兵庫医科大学大学院国内留学修了
- 2009年　琉球大学大学院修了
  同大学耳鼻咽喉科，助教
- 2011年　兵庫医科大学耳鼻咽喉科，助教
- 2015年　同，講師

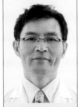

五島　史行
（ごとう　ふみゆき）

- 1994年　慶應義塾大学卒業
  同大学耳鼻咽喉科入局
- 1999年　ドイツ，ミュンヘン大学生理学教室留学
- 2001年　東京医科大学生理学教室国内留学
- 2002年　慶應義塾大学大学院修了
  同大学医学部，助手
- 2004年　日本大学板橋病院心療内科，研究員
- 2007年　慶應義塾大学医学部，客員講師
- 2008年　日野市立病院耳鼻咽喉科，部長
- 2014年　独立行政法人国立病院機構東京医療センター聴覚平衡覚障害部平衡覚障害室，室長
- 2018年　東海大学耳鼻咽喉科，准教授

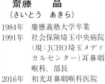

松本　恭子
（まつもと　きょうこ）

- 1998年　金沢医科大学卒業
- 2001年　大阪医科大学耳鼻咽喉科入局
- 2002年　大阪府立母子保健総合医療センター耳鼻咽喉科
- 2008年　神尾記念病院耳鼻咽喉科

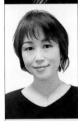

柿添　亜矢
（かきぞえ　あや）

- 1996年　佐賀医科大学卒業
  同大学耳鼻咽喉科入局
- 2002年　祐愛会織田病院耳鼻咽喉科
- 2011年　至慈会高島病院耳鼻咽喉科
- 2017年　同，副院長
- 2019年　スマイル耳鼻咽喉科・歯科クリニック，院長

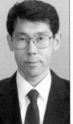

齋藤　晶
（さいとう　あきら）

- 1984年　慶應義塾大学卒業
- 1991年　社会保険埼玉中央病院（現：JCHO埼玉メディカルセンター）耳鼻咽喉科，部長
- 2016年　和光耳鼻咽喉科医院

前付 3

CONTENTS 耳鼻咽喉科と漢方薬─最新の知見─

漢方治療の楽しさと処方の選び方 ···齋藤　晶ほか　1

　　漢方薬の選択の方法，漢方治療の楽しさ，副作用防止のための注意点について記述する．

耳　鳴 ···猪　健志　9

　　難治な慢性耳鳴でめまいを伴っている場合に半夏厚朴湯が有効である可能性がある．また，耳鳴に頻用されるその他の漢方薬について解説した．

反復性めまい
─新しい病名漢方で楽しく楽に診療する─ ·······················竹越　哲男ほか　17

　　OD，H-VBI，肩こり関連めまいの疾患概念と，病名処方として対応する補中益気湯，釣藤散，桂枝加苓朮附湯，抑肝散加陳皮半夏の使い方を理解すればめまい診療が楽しくなる．

耳管開放症 ···大田　重人　25

　　漢方薬治療では，耳管開放症を全身の「虚」ととらえ，代表的な補剤である補中益気湯が用いられる．耳管開放症確実例149耳の検討で補中益気湯の有効率は59％であった．

滲出性中耳炎に対する五苓散の効果 ·························松本　恭子　35

　　反復・長期化症例や再発症例は治療が特に難しい．滲出性中耳炎のうち難治症例に対する治療として五苓散を用い，その治療効果を検討した．従来の治療に漢方治療も選択の１つとして加味していくと治療の幅が広がり，また，漢方治療も一層発展すると考える．

アレルギー性鼻炎をはじめとする鼻炎に対する
東洋医学的アプローチ ·····································菊島　一仁　44

　　東洋医学的に鼻の生理，鼻炎の病態，漢方薬の選択法を解説し，重症のアレルギー性鼻炎に対するディレグラ配合錠®と漢方薬の併用の有用性に関しても報告する．

編集企画／齋藤　晶
和光耳鼻咽喉科医院

Monthly Book ENTONI　No. 229／2019. 3　目次

編集主幹／本庄　巖　市川銀一郎　小林俊光

副鼻腔炎に対する漢方治療 ……………………………………………… 柿添　亜矢　**55**
　副鼻腔炎に対する基本処方とその他の応用処方の使用目標を示した.

舌痛症・口内炎・口腔乾燥症 …………………………………………… 金子　　達　**69**
　舌痛症には立効散や白虎加人参湯，口内炎の急性は半夏瀉心湯，慢性は補中益気
　湯など，口腔乾燥症には白虎加人参湯，麦門冬湯，五苓散などの処方を西洋薬併
　用も考え使用する.

扁桃炎 ……………………………………………………………………… 五島　史行　**74**
　小柴胡湯加桔梗石膏による習慣性扁桃炎，急性扁桃炎に対するこれまでの治療成
　績および桔梗湯との使い分け，薬理作用について概説した.

咳　嗽 ……………………………………………………………………… 星野　朝文　**77**
　鎮咳薬を一般的鎮咳薬と疾患特異的鎮咳薬に分類し，それぞれに該当する漢方薬
　を概説した. それぞれの処方のエビデンスと名前の由来なども記載した.

乳幼児・子どもに対する耳鼻咽喉科領域での漢方の有用性 …………… 内薗　明裕　**84**
　子どもに対する漢方治療は，その成長と発達を支援するメカニズムを有しており，
　特に補剤を中心とした体質改善療法に有用性が高い.

Key Words Index ……………………………… 前付 2
Writers File …………………………………… 前付 3
FAX 専用注文書 ………………………………… 95
FAX 住所変更届け ……………………………… 96
バックナンバー在庫一覧 ……………………… 97
Monthly Book ENTONI 次号予告 ……………… 98

【ENTONI®（エントーニ）】
ENTONIとは「ENT」（英語のear, nose and throat：耳鼻咽喉
科）にイタリア語の接尾辞 ONE の複数形を表す ONI をつけ，
耳鼻咽喉科領域を専門とする人々を示す造語.

前付 5

2019-2020 日本医書出版協会・認定書店一覧

日本医書出版協会では下記書店を医学書の専門店・販売店として認定しております。本協会認定証のある書店では，医学・看護書に関する専門的知識をもった経験豊かな係員が皆様のご購入に際して，ご相談やお問い合わせに応えさせていただきます。
また正確で新しい情報を常にキャッチし，見やすい商品構成などにも心がけて皆様をお迎えいたします。医学書・看護書をご購入の際は，お気軽に，安心して認定店をご利用賜りますようご案内申し上げます。

■ 認定医学書専門店

＊医学書専門店の全店舗(本・支店，営業所，外商部)が認定店です。

北海道	東京堂書店	東 京	文光堂書店	愛 知	大竹書店	広 島	井上書店
	昭和書房		医学堂書店	三 重	ワニコ書店	山 口	井上書店
宮 城	アイエ書店		東邦稲垣書店	京 都	辻井書院	徳 島	久米書店
山 形	髙陽堂書店		文進堂書店	大 阪	関西医書	福 岡	九州神陵文庫
栃 木	廣川書店	神奈川	鈴文堂		ワニコ書店	熊 本	金龍堂
	大学書房	長 野	明倫堂書店	兵 庫	神陵文庫	宮 崎	田中図書販売
群 馬	廣川書店	新 潟	考古堂書店	奈 良	奈良栗田書店		
千 葉	志学書店		西村書店	島 根	島根井上書店		
東 京	明文館書店	静 岡	ガリバー	岡 山	泰山堂書店		

■ 認定医学書販売店

北海道	丸善雄松堂 ・札幌営業部	東 京	丸善雄松堂 ・首都圏医療営業部	愛 知	丸善雄松堂 ・名古屋医療営業部		
	紀伊國屋書店 ・札幌本店		オリオン書房 ・ノルテ店	京 都	大垣書店 ・イオンモールKYOTO店		
岩 手	東山堂 ・外商部 ・北日本医学書センター	神奈川	有隣堂 ・本店医学書センター ・書籍外商部医書営業課 ・医学書センター北里大学病院店 ・横浜駅西口店医学書センター	大 阪	紀伊國屋書店 ・梅田本店 ・グランフロント大阪店 ジュンク堂書店 ・大阪本店		
宮 城	丸善 ・仙台アエル店		丸善 ・ラゾーナ川崎店		MARUZEN&ジュンク堂書店 ・梅田店		
	丸善雄松堂 ・仙台営業部	富 山	中田図書販売 ・本店 ・外商部 ・富山大学杉谷キャンパス売店	香 川	宮脇書店 ・本店 ・外商部 ・香川大学医学部店		
秋 田	加賀谷書店 ・外商部						
福 島	岩瀬書店 ・外商センター ・富久山店	石 川	明文堂書店 ・金沢ビーンズ	愛 媛	新丸三書店 ・本店／外商部 ・愛媛大学医学部店		
茨 城	ACADEMIA ・イーアスつくば店	福 井	勝木書店 ・外商部 ・福井大学医学部売店	高 知	金高堂 ・本店 ・外商センター ・高知大学医学部店		
埼 玉	佃文教堂						
東 京	三省堂書店 ・神保町本店	静 岡	谷島屋 ・浜松本店 ・浜松医科大学売店	福 岡	丸善雄松堂 ・福岡営業部		
	ジュンク堂書店 ・池袋本店		吉見書店 ・外商部		ジュンク堂書店 ・福岡店		
	紀伊國屋書店 ・新宿本店新宿医書センター	愛 知	三省堂書店 ・名古屋本店 ・名古屋高島屋店	沖 縄	ジュンク堂書店 ・那覇店		
	丸善 ・丸の内本店						

2019.01作成

一般社団法人 日本医書出版協会
https://www.medbooks.or.jp/

〒113-0033
東京都文京区本郷5-1-13 KSビル7F
TEL (03)3818-0160　FAX (03)3818-0159

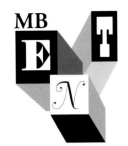

◆特集・耳鼻咽喉科と漢方薬―最新の知見―
漢方治療の楽しさと処方の選び方

齋藤　晶[*1]　宮川昌久[*2]

Abstract 処方決定の手法はいくつかある．① 漢方医学的な病態解析をして処方を決定する手法，② 病態解析をせずに症状所見に合致した漢方薬を見つける手法，③ 耳鼻咽喉科的診断から病名投与する手法などがある．漢方知識に応じて手法を選択すればよい．② の手法は，① より劣っていることはない．病態解析は気血水が便利であるが，口腔疾患は五臓の概念を用いることもある．漢方治療の楽しさは，処方を選ぶ過程や，漢方医学的に効果が説明できたときなどに体験できる．耳鼻咽喉科で繁用される漢方薬の特徴や舌診の所見をまとめた．筆者の経験に基づくものであり，成書とは必ずしも一致はしない部分もある．また，副作用発現を防ぐための注意点も記載した．

Key words 漢方薬(Kampo medicine), 気血水(qi, blood and fluid), 五臓(five viscera), 舌診(tongue inspection), 問診(inquiry)

漢方治療の楽しさは，処方を選ぶ過程，期待以上の効果が認められたとき，漢方医学的に効果が説明できたとき，新しい視点から古典を解釈できたとき，など様々な場面で体験できる．耳鼻咽喉科医にやさしい漢方薬の選択方法を述べるが，その中で漢方治療の楽しさについても触れる．

漢方薬の選び方（図1）

似たように思える多くの漢方薬の中からどの漢方薬を選択するかは難しいと同時に，楽しい過程でもある．患者からの情報をヒントにクイズを解く感覚である．最初に耳鼻咽喉科的診察・診断を行うようにしている．急性感音難聴や悪性腫瘍など西洋医学の治療を優先する必要のある疾患の鑑別と，漢方薬の選択を容易にするためである．次に，どの漢方薬を処方するかを決めるが，それにはいくつかの手法がある．① 漢方医学的に症状・所見に関する情報を収集し，漢方医学的な病態解析・診断をし，処方を決定する手法，② 漢方医学的な情報収集をするが，漢方医学的な病態解析をせずに，収集した情報に合致するような漢方薬を見つける手法，③ 漢方医学的な情報を収集せずに，西洋医学的な病名やエビデンスから処方を決定する手法，などである．漢方の知識が乏しければ，耳鼻咽喉科的診断から1対1対応で処方するしかなく，③ の手法を選択することになる．鼻アレルギーであれば小青竜湯を処方するという手法である．嗅覚障害に対する当帰芍薬散はエビデンスから投与する価値のある治療である．① の手法は漢方医学的な理論・病態解析を習得しなければならずハードルは高い．② の手法は耳鼻咽喉科で繁用される漢方薬の特徴を知ることで使えるようになる．

[*1] Saito Akira, 〒351-0114 埼玉県和光市本町2-6 レインボープラザ3階 慶和会和光耳鼻咽喉科医院／〒336-0022 埼玉県さいたま市南区白幡4-21-7 武蔵浦和医療ビル2階 慶和会武蔵浦和耳鼻咽喉科
[*2] Miyakawa Akihisa, 同, 理事長

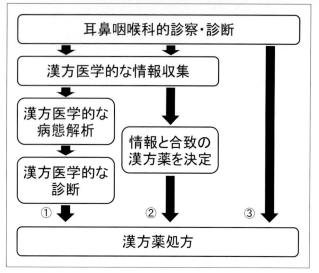

図 1. 漢方薬の選択手法
① は漢方医学の基礎知識が必要でハードルが高い．② は漢方薬の特徴を知っていれば比較的容易である．③ は漢方の知識がなくとも使える．漢方知識の程度で選択すればよいと考える

の観察も含まれる．聞診は声の大きさなどの観察である．声が大きければ体力があり，小さな声しか出なければ体力・気力が低下している可能性があると判断する．問診は西洋医学と類似するが，質問する内容は異なる部分が多い．切診は，脈と腹の性状から病態を把握する方法である．耳鼻咽喉科医が情報収集の方法として施行しやすい問診と舌診を述べ，腹診についても触れる．

1．問　診

　漢方医学的問診票を独自に作成して情報を収集する方法がある．大変に有用な方法で，論文にまとめる際も有用である．しかし，漢方の知識がまだ多くない方には，図2の❸のようにたくさんの情報が得られても処方選択に迷ってしまうことがある．時間的制約もあるので，効率的な問診を心がけるほうがよいと考える．図1の①の手法を取るのであれば，後述する気血水の異常で生じる2～3の症状所見を確認し，気血水のいずれかが主たる原因であるかを推定し，それを確認するためにさらに情報収集すると効率的である（図2の

漢方医学的に症状・所見に関する情報を収集する方法

　漢方医学では望診，聞診，問診，切診の4種があり，四診と呼ばれる[1]．望診は視診であり，舌

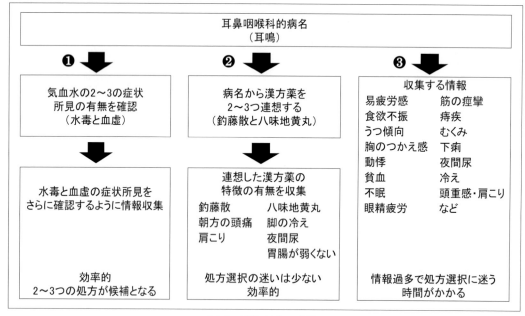

図 2．情報収集の方法
図1の①，②の手法をとるのであればそれぞれ❶，❷の方法が効率的である．❸の方法は情報量が多く効率的ではない

表 1. 体力のないとき，ほてり気味のときは避けた
　　　　ほうがよい漢方薬

体力のない人は避けたほうがよい漢方薬	ほてり気味の人は避けたほうがよい漢方薬
大柴胡湯	真武湯
黄連解毒湯	人参湯
越婢加朮湯	当帰四逆加呉茱萸生姜湯
桃核承気湯	麻黄附子細辛湯

表 2. 舌の所見から選ぶ漢方薬
舌所見だけではなく全身の症状所見から漢方薬を決めるのが原則であるが，表のような舌所見があれば投与してみる価値はある

舌下静脈怒張	桂枝茯苓丸
舌は湿潤しているが口渇あり	五苓散
地図状舌	六君子湯
厚い白苔	半夏瀉心湯
赤く乾いた舌で苔がまったくない	十全大補湯
歯痕	半夏厚朴湯
舌は大きめで，深い皺が目立つ	治療に難渋

❶）．図1の②の手法であれば，耳鼻咽喉科的診断から2～3種類の漢方薬の候補を考え，それぞれの漢方薬の特徴の有無を尋ねるとよい．図2の❷に示すように，耳鳴で八味地黄丸と釣藤散を候補として考えたとき，前者は胃腸が弱いと使いにくい，脚の冷え，夜間尿が特徴で，後者は朝方の頭痛，肩こりが特徴であるので，これらの有無を尋ねる．質問した症状のいずれもがない場合は，別の漢方薬の特徴を尋ねるようにする．患者は，主訴と関係ない症状を告げることはない．耳鳴の患者が夜間尿や肩こりについて積極的に語ることはないので，医師からそれらの有無について尋ねる必要がある．患者が告げない症状を言い当てることは楽しい瞬間であり，また患者からの信頼度が上がる．

　体力のある・なしと冷え症・ほてり気味であるかはチェックしておいたほうがよい．副作用の防止に必要である．体力のない人には胃腸の負担が強く，下痢や強い発汗を促すような漢方薬は，体力をさらに低下させる危険があるので避けている．ほてり気味の人は，温める作用が強い薬は不快になるので避けるようにしている（表1）．

2．舌　診

　舌の病気を発見するための診察ではなく，舌から身体全体の状態，気血水や五臓の異常，寒熱などを推定する方法である．口腔内を見慣れている耳鼻咽喉科医にとって，舌診を利用しない手はないと考えている．舌所見からどのような漢方薬を処方したらよいかを筆者の経験から表にした（表2）．成書とは異なる記載もある．例えば，十全大補湯の舌診所見は，成書には湿潤し白苔はわずかにある[2]，あるいは赤みが強くなくやや大きい舌[3]などの記載がある．筆者は，ビタミンB12が正常であるがハンター舌炎を想起させる舌所見のとき十

全大補湯が有用であることをよく経験している．舌の所見は時間によっても異なり，診察の時点では歯の痕がなくとも，朝には痕があった可能性もあるので注意が必要である．

3．腹　診

　日本の漢方では重要視されることが多く，特徴的な腹診があればそれだけで処方を決定できることもある．筆者も，八味地黄丸や半夏瀉心湯を処方するときに，それぞれ臍下の不仁や心下の痞鞕[4]を確認するために腹を触ってみたい欲求に駆られるが，耳鼻咽喉科外来ではできずにあきらめている．日本東洋医学会では，耳鼻咽喉科専門医であると論文投稿や専門医申請の際に，腹診の記載がない場合も現在のところは認めていただいている．

漢方医学的な病態解析

　種々の解析方法があるが，耳鼻咽喉科疾患については気血水の概念で解析すると容易である．味覚障害や舌痛症などの口腔疾患のときは五臓の概念を用いると便利である．

1．気血水

　気は生命活動を支えるエネルギー，血・水は生命を物質的に支え，それぞれ赤色・無色の液体と考える[5]．気を物質としてとらえる考え方もある．気血水の三要素によって生体の恒常性が維持されており，気血の不足（気虚，血虚）や循環の異常（気うつ，気逆，瘀血），水の分布異常（水毒）などにより様々な心身の不調が生じる．耳鼻咽喉科医が収集しやすい症状・所見を表3に示した．耳管開放

表 3. 耳鼻咽喉科医が収集しやすい気血水の異常

瘀血の症状所見は腹部に現れることが多く耳鼻咽喉科医は見落としやすいので注意が必要である

気の異常		血の異常		水の異常
気虚・気うつ	気逆	血虚	瘀血	水毒
倦怠感 抑うつ傾向 声が小さい 食欲不振	動悸 驚きやすい 急にのぼせる 目の下のクマ (子ども)	皮膚カサカサ 顔色が悪い 爪の変形 脱毛	舌下静脈怒張 目の下のクマ 月経異常	浮腫 朝のこわばり 水瀉性下痢 尿量減少・多尿 低気圧で悪化

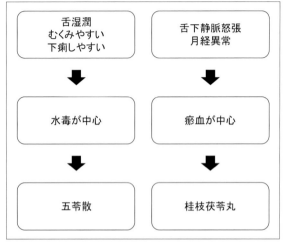

図 3. 気血水の考え方により処方を決定する手法（口腔乾燥）
収集した情報から気血水の異常を判断し，それに相応しい漢方薬を選択する．口腔乾燥を例に図示した

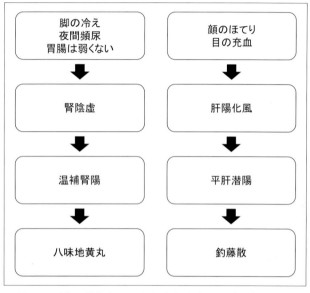

図 4. 五臓の考え方により処方を決定する手法（めまい）
収集した情報から五臓の異常を判断し，それに相応しい漢方薬を選択する．めまいを例に図示した

症，声帯萎縮は気虚，咽喉頭異常感症は気うつ，アレルギー性鼻炎は水毒の存在を考える．気血水の異常は，それぞれが単独で起きることは少なく，ほとんどの場合は重複している．漢方薬の含有生薬を眺めると，気血水いずれにも効果がある構成になっていることが多いが，どの異常を主に治療するかが異なっている．半夏白朮天麻湯と苓桂朮甘湯では，前者が水毒と気虚中心で血虚も改善するが，後者は水毒と気逆を中心に改善する生薬構成である．口腔乾燥の場合，収集した情報がむくみやすい，舌は潤っている，下痢をしやすいのであれば，水毒が中心と考え五苓散を選択する．また舌下静脈の怒張が目立ち，月経異常があれば，瘀血が中心と考え桂枝茯苓丸を選択することができる（図3）．

2. 五 臓

肝，心，脾，肺，腎を五臓と呼ぶ．西洋医学の臓器とは機能面で重なる部分もあるが，架空の臓器である．独立した臓器ではなく，お互いに補ったり，機能が過剰にならないように抑制している．舌は各臓器から栄養されており，舌の辺縁，尖端，正中，奥の病変はそれぞれ肝，心，脾，腎の異常と考える．肝は気血の流れを円滑に行い，感情を調節する．酸味と関係し，肝の異常は爪や目に症状が出やすい[6]．したがって，肝の異常はふらつき，イライラしたりする．舌痛症で辺縁に痛みがあるときは肝の異常も考える．例えばめまいの場合，収集した情報が目が充血し，顔にほてりがあれば，肝陽化風と考え平肝潜陽を目的に釣藤散を処方する．また，脚の冷えが強く，夜間尿

のあるときは腎陰虚と考え温補腎陽を目的に八味地黄丸を処方することができる[7]（図4）.

　経過の長いふらつきで，元気がなく，顔色が悪い患者に抑肝散加陳皮半夏を投与したところ，種々の症状の改善がみられた．筆者はまったく気にしていなかったが，爪のつやがよくなって嬉しいとの訴えがあった．肝を整え，血虚を補うと爪はきれいになるので，期待していた以外の症状の改善ができたこと，それが漢方医学的に説明できたことは漢方治療の楽しさを実感できた瞬間である．

　西洋医学的に説明がつきにくい症状も漢方医学では説明できることがある．説明できるように，五臓や気血水の概念が作られているので，当然と言えば当然ではある．しかし，「原因は不明です」と話すより，「漢方では原因はこのように説明できます」と話したほうが，患者のみならず医師も納得した気分になる．

症状・所見の集合体として捉え，処方を決定する

　図1の②の漢方医学的解析をせずに収集した情報に合致する漢方薬を選ぶ手法が，気血水・五臓などの理論により決定する手法より劣っているわけではない．あくまでも架空の概念に基づいた理論であるからである．ただし，漢方医学的解析をすると，他者と議論をしやすいし，患者にも説明しやすいというメリットはある．耳鼻咽喉科で繁用される漢方薬の特徴を知っていると，収集した情報と合致するような漢方薬を選ぶことができる．漢方薬の特徴は，2〜3個のキーワードとなる症状・所見を覚えておく．表4は筆者の経験に基づくもので，添付文書には記載のない表現も多いが参考していただければ幸いである．しかし，ぴったり一致しないことも多い．2〜3つの漢方薬の候補を考えたとき，いずれかを投与して効果がなければ別の候補を投与してみる手法でよい．例えば，めまいで受診した患者が，頭重感，食欲不振，動悸があったとき，苓桂朮甘湯か半夏白朮天麻湯のどちらを処方しようか悩んだら，どちらか1つを2〜4週間投与する．効果が実感できなけれ

ばもう1つの漢方薬に変更すればよい．2剤をそれぞれ少ない量で合わせて処方する手法もあるが，最初に投与するときは1剤にするようにしている．

投与するときの注意点は，相互作用，過敏反応，保険適用

1．相互作用

　他院から漢方薬が処方されている場合や，2剤以上を併用する場合は，生薬が重複することが多い．特に注意すべき生薬は，甘草，麻黄である．甘草は7割程度の漢方薬に含まれており，過剰になると高血圧，低カリウム血症などを引き起こす．高齢者はこむらがえりで芍薬甘草湯を内服していることが多く，1日3回内服している場合は，特に注意が必要である．耳鼻咽喉科で繁用される漢方薬で，甘草が特に多く含まれる漢方薬とまったく含まれない漢方薬を表4に記載した．麻黄は過剰であると動悸・不眠・排尿困難などをきたすことがある．麻黄附子細辛湯は高齢者の鼻漏によく処方するが，時に尿閉を経験する．

2．過敏反応

　いずれの漢方薬でも過敏反応は起きるが，西洋薬と比較して頻度が高いわけではない．生薬の中で注意が必要なものは黄芩である．筆者も柴苓湯による間質性肺炎，辛夷清肺湯による肝機能障害など入院を要する副作用を経験したことがある．アトピー素因をもつ虚弱な小児では，ときに桂皮による皮疹を経験する．

3．その他の副作用

　山梔子が含まれる漢方薬では，長期の内服で腸間膜静脈硬化症をきたすことがある．筆者は加味逍遙散で経験している．

4．保険適用

　地黄が含まれる漢方薬は食後の内服を勧めることも多いが，審査基準の厳しい地域では，食後投与が用法違反で返戻されることがあると聞く．一方でほとんどフリーパスの地域もある．それぞれの地域の現状を確認し，投与していただきたい．

表 4. 耳鼻咽喉科で繁用される漢方薬の特徴と生薬からみた注意点

筆者の経験からまとめたもので，成書とは異なるものも多い．耳鼻咽喉科病名が記載されている処方は，病名投与してもよいと考える

	特徴となる症状・所見	黄芩あり	麻黄あり	甘草多い	甘草なし	山梔子あり
葛根湯	風邪の初期，肩こり		●			
葛根湯加川芎辛夷	副鼻腔炎(急性期から使える)		●			
八味地黄丸	夜間頻尿，下肢の冷え，胃腸が虚弱でない，高齢者の耳鳴					
小柴胡湯	口苦い，風邪が遷延し咳・胃部不快	●				
大柴胡湯	便秘，肥満，季肋部の張り	●				
柴胡加竜骨牡蛎湯	物音でびっくりする，動悸，ストレスをためこみうつ	●			●	
半夏瀉心湯	腹鳴，下痢，舌苔厚い，心窩部つかえ感，胸焼け	●		●		
黄連解毒湯	のぼせ，いらいら(怒りやすい)，心窩部つかえ感	●			●	●
半夏厚朴湯	のどの異常感，気分の落ち込み，歯痕・舌やや大きい				●	
五苓散	滲出性中耳炎，舌湿潤しているが口腔乾燥，むくみ				●	
小青竜湯	鼻アレルギー，風邪(鼻漏，粘膿性ではない痰を伴う咳)		●	●		
当帰芍薬散	月経異常，貧血気味，嗅覚障害				●	
加味逍遙散	月経異常，不眠など精神症状					●
桂枝茯苓丸	月経異常，舌下静脈怒張(男女問わない)，肩こり				●	
麻黄湯	風邪(関節痛)，インフルエンザ		●			
越婢加朮湯	顔面浮腫，水性鼻漏，虚弱な人は避ける		●			
麦門冬湯	万人向き，感冒後遷延性咳嗽，乾性咳嗽，口腔乾燥					
真武湯	冷え，下痢，新陳代謝が低下，ふらつき					
呉茱萸湯	冷え，頭痛を伴うめまい，嘔気					
人参湯	唾液が多い，胃腸虚弱，冷え			●		
白虎加人参湯	口腔・のどのかわき，水を飲みたがる，ほてり					
半夏白朮天麻湯	ふらつき，頭重感，すぐに満腹になる				●	
当帰四逆加呉茱萸生姜湯	手足の冷え，頭痛・腹痛，寒冷で症状悪化					
苓桂朮甘湯	めまい，頭痛，動悸					
補中益気湯	耳管開放症，感冒後で元気がない，食欲不振					
六君子湯	地図状舌や白く厚い苔，咽喉頭酸逆流，食欲不振					
釣藤散	耳鳴，万人向き，朝方の頭痛・肩こり・血圧上昇					
十全大補湯	貧血気味，口腔乾燥，顔色不良，小児の反復性中耳炎					
荊芥連翹湯	副鼻腔炎，皮膚・耳鼻科の感染症起きやすい，手掌足底に汗	●				●
抑肝散	耳鳴，イライラ，顔面異常運動					
桃核承気湯	体力あり，便秘がひどい，口内炎					
四物湯	貧血気味，脱毛，顔色悪い，他の漢方と併用					
抑肝散加陳皮半夏	イライラ，遷延しうつ気味					
柴朴湯	のどの異常感，咳(痰多くないが乾性でもない)	●				
黄耆建中湯	虚弱な小児，呼吸器感染症起きやすい，遷延する副鼻腔炎					
辛夷清肺湯	副鼻腔炎(急性～慢性)，鼻閉	●			●	●
人参養栄湯	体力低下，冷え，食欲不振，嗅覚障害					
小柴胡湯加桔梗石膏	長引く咽頭痛，習慣性扁桃炎	●				
柴苓湯	ステロイドの替わり，低音障害型難聴	●				
苓桂姜味辛夏仁湯	やや虚弱，水性鼻漏					
麻黄附子細辛湯	老人性鼻漏，前立腺肥大には注意，身体の芯が冷える		●			
加味帰脾湯	不眠，やや神経質，貧血気味，耳管開放症					●

表 5．補中益気湯の口訣

1．手足のだるさ
2．言葉が弱い
3．目に勢いがない
4．口の端に泡状唾液
5．味覚低下
6．温かい物を好む
7．臍の近傍で動悸を触知
8．脈が散大

口訣をヒントに処方を考える

　古典の記載や口訣を現代医学にあてはめて考えると興味がわく．口訣はあまり聞きなれない用語かもしれないが，伝統芸能や武道などにおいて，師匠から弟子に教授された奥義のことであり，漢方医学においても多く存在する．モーツァルトと同時代に活躍した津田玄仙は補中益気湯を使用するときの8つの目標を掲げており（表5），現代でも応用されている．耳鼻咽喉科医の目でみると，大変に興味深い症状が並んでいる．「言葉が弱々しい」は，声門閉鎖不全や耳管開放症の可能性が示唆される．耳管開放症は自声強聴のために不快になり大きな声を出せないことがある．全味覚低下は，心因性の味覚障害の可能性が示唆される．実際に補中益気湯を投与してこれらの症状が改善することをしばしば経験する．先人の観察力を尊敬するとともに，現代医学からみた新しい解釈が加味されることは楽しい場面である．

さいごに

　筆者の経験・考えに基づいて述べたので，異論を唱える先生も多いかと思う．筆者も新たな経験を重ねることで，考え方が変わっていくと想像している．最初から高いハードルの治療を目指すの

ではなく，ご自身の知識に相応しい漢方治療をしていただき，楽しみを実感できることを期待する．

参考文献

1) 花輪壽彦，伊藤　剛，村主明彦：漢方の診察法．日本東洋医学会学術教育委員会（編）：68-81，入門漢方医学．南江堂，2002．
2) 髙山宏世：十全大補湯．髙山宏世（編）：180-181，腹証図解漢方常用処方解説．日本漢方振興会漢方三考塾，2012．
　Summary　生薬の作用がよくわかり，漢方を深く学ぶ人は手許に置いておくと良い書物である．
3) 秋葉哲生：十全大補湯．秋葉哲生（編）：104-195，活用自在の処方解説．ライフ・サイエンス，2010．
　Summary　漢方医学的な病態解析・診断をする際に大変有用な書物である．
4) 三谷和夫：半夏瀉心湯．「統合医療を推進するための日本伝統医学の標準化」研究班（編）：241-242，日本伝統医学テキスト漢方編．2012．
　Summary　漢方の腹診，西洋薬理的な考察など詳細に記載されている．
5) 寺澤捷年：気血水の概念により病態の把握．寺澤捷年（編）：15-65，症例から学ぶ和漢診療学．医学書院，1990．
　Summary　漢方医学の基礎をわかりやすく解説されており，必読の書物である．
6) 平馬直樹，兵頭　明，路　京華ほか：臓象　肝．平馬直樹ほか（編）：57-60，中医学の基礎．東洋学術出版社，1995．
7) 菅沼　栄：眩暈．菅沼　伸（編）：14-25，いかに弁証論治するか「疾患別」漢方エキス製剤の運用．東洋学術出版社，1996．
　Summary　中医学の立場から疾患の病態，処方をわかりやすく解説してある書物である．

Monthly Book ENTONI No.192

2016年4月増刊号

耳鼻咽喉科診療スキルアップ32
—私のポイント—

■編集企画　髙橋晴雄(長崎大学教授)
206頁, 定価5,400円+税

耳鼻咽喉科領域において日常診療で高いレベルの診療を求められる疾患を取り上げ、最新の診断・治療のポイントを広く詳説!!

☆ CONTENTS ☆

鼓膜炎の病態と対処……………………大島 英敏ほか	口腔粘膜病変の鑑別……………………山本 祐三ほか
炭酸ガスレーザー(OtoLAM®)による鼓膜切開	発熱のない咽頭痛の診断手順は………千年 俊一
………………………………………澤田 正一	耳鼻咽喉科における嚥下障害のリハビリテーション
外傷性鼓膜穿孔の治療とインフォームドコンセント	………………………………………鮫島 靖浩
………………………………………三代 康雄	外来レベルでのいびき治療……………小島 卓朗ほか
成人急性中耳炎での骨導低下の原因と対処……工田 昌也	下咽頭癌を見逃さない診療とは?………杉本 太郎ほか
急性難聴の問診・随伴症状・経過からの	急性喉頭蓋炎の迅速な治療法と気道確保………大脇 成広
診断フローチャート…………………隈上 秀高	急性気道狭窄・閉塞への対応…………金谷 洋明
急性低音障害型感音難聴の治療と	頭頸部外傷の初期対応…………………嶋田 喜充
インフォームドコンセント…………福田 宏治ほか	頸部先天性嚢胞・瘻孔…………………金子 賢一
効率的な外来での平衡機能検査………結縁 晃治	最新の頭頸部癌化学療法………………安松 隆治ほか
問診からめまいはどこまで診断できるか?……船曳 和雄	頭頸部癌治療後のリハビリテーション………大月 直樹ほか
高齢者の平衡障害………………………谷口雄一郎ほか	外来レベルでの頸部超音波検査………古川まどか
めまいのリハビリテーション…………新井 基洋	診療所で使える最先端の内視鏡………野村 文敬ほか
嗅覚障害の的確な診断法………………松野 栄雄	小児内視鏡検査のコツと注意点………平野 滋
外来におけるアレルギー性鼻炎の手術治療……鴻 信義	外来で可能な穿刺吸引細胞と生検……堀 龍介ほか
嗅覚障害の診療…………………………田中 真琴ほか	耳鼻咽喉科外来におけるインフルエンザに
舌痛症…………………………………井野千代徳ほか	対するアプローチ……………………高野 賢一
一側性口蓋扁桃肥大……………………福角 隆仁ほか	耳鼻咽喉科とステロイド薬—適応と禁忌—……神崎 晶

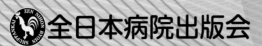

全日本病院出版会　〒113-0033 東京都文京区本郷 3-16-4
Tel:03-5689-5989　Fax:03-5689-8030

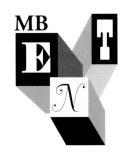

◆特集・耳鼻咽喉科と漢方薬—最新の知見—
耳 鳴

猪　健志*

Abstract 耳鳴の真の原因は不明で，既存の現代医療では治療効果が出にくいことがある．多愁訴で精神的な要素も多い耳鳴患者の特性を考慮すると，心身一如と考える漢方医学が耳鳴の治療法として期待される．慢性耳鳴に対する随証治療の検討では，半夏厚朴湯の処方が最も多く，半夏厚朴湯などの利気剤に著効例が認められた．そこで，プラセボ対照二重盲検比較試験(RCT)で慢性耳鳴に対する半夏厚朴湯の有効性を検討したが，半夏厚朴湯群とプラセボ群で治療効果に有意差を認めなかった．しかし，めまいがある群では半夏厚朴湯群がプラセボ群に比べて改善している傾向であった($P=0.006$)．慢性耳鳴に半夏厚朴湯を投与する際には，めまいが使用目標になる可能性がある．その他の漢方薬の使用目標について解説する．漢方診療・耳鳴診療ともに時間をかけ共感する姿勢が必要で，これにより良好な医師患者コミュニケーションが築ける．

Key words 慢性耳鳴(chronic tinnitus)，随伴症状(accessory symptom)，半夏厚朴湯(Hangekobokuto(*Banxia-houpo-tang*))，随証治療，医師患者コミュニケーション(patient-physician communication)

序　論

　高齢化やストレス社会から耳鳴・難聴に悩む患者が増えている．日本の成人の耳鳴の有症率は15～18%前後と報告されており，さらにその中で約5～8%の人が高度の苦痛や睡眠障害を伴っていると推定されている[1)2)]．耳鳴はありふれた症状で，我が国では約400万人もの重篤な耳鳴患者がいるともいわれている．

　耳鳴の病態生理はいまだ不明であり，明確な病因は不明である．蝸牛や大脳辺縁系や自律神経系が耳鳴苦痛度の増強に重要な役割を果たしており，大脳辺縁系や自律神経系が刺激されると，抑うつ・不安・苛立ち・不眠・耳鳴に対する感受性の亢進が起こるとされている[3)]．耳鳴患者は頭痛や肩こりなどの自律神経系を介した様々な症状を伴っていることがよく経験される．これらの自律神経を介していると思われる症状は耳鳴の苦痛度を増強し，日常生活の質(quality of life；QOL)を低下させている[4)]．したがって，耳鳴の苦痛を理解することが必要で，診療の際には耳鳴に伴うことが多い不安・抑うつ・不眠などにも気を配る必要がある．

　推奨すべき治療方法として The American Academy of Otolaryngology-Head and Neck Surgery Foundation(AAO-HNSF)では，耳鳴の教育的指導・カウンセリング，補聴器(難聴のある耳鳴患者)，認知行動療法を挙げている(表1)．耳鳴の教育的指導・カウンセリング，難聴を伴う耳鳴患者には補聴器を用いる治療は普及しているが，認知行動療法を日常臨床で耳鼻咽喉科医が行うのは現実的ではない．ルーチンの薬物療法は推奨されていないが，薬物療法を希望する患者も散見され，漢方医学・鍼灸などを治療として求める耳鳴患者もいる．多愁訴で精神的な要素も関係していることが多い耳鳴患者の特性を考慮すると，

---

* Ino Takeshi, 〒 252-5188　神奈川県相模原市緑区橋本 2-8-18　相模原協同病院耳鼻咽喉科，部長

表1. 耳鳴診療ガイドラインにおける治療
（AAO-HNSF）

- 推奨する治療
  耳鳴の教育的指導・カウンセリング
  補聴器（難聴のある耳鳴患者に対して）
  認知行動療法
- オプションとしての治療
  音響療法（サウンドジェネレーターなど）
- 推奨しない治療
  鍼治療
- 推奨すべきでない治療
  （ルーチンとしての）薬物療法
  栄養補助食品（サプリメント）
  経頭蓋磁気刺激

表2. 北里大学東洋医学総合研究所における耳鳴患者への頻用処方と例数

処方内容	総数	男女別 男	男女別 女	年代別 ～49歳	年代別 50～74歳	年代別 75歳～
半夏厚朴湯	33	9	24	8(4/4)	22(5/17)	3(0/3)
釣藤散料	30	11	19	5(1/4)	22(10/12)	3(0/3)
八味丸	26	13	13	1(0/1)	20(12/8)	5(2/3)
真武湯	15	9	6	1(0/1)	8(5/3)	6(4/2)
加味逍遙散料	13	1	12	2(0/2)	11(1/10)	0
滋腎通耳湯	12	5	7	2(1/1)	10(4/6)	0
半夏白朮天麻湯	10	3	7	3(1/2)	5(2/3)	2(0/2)
苓桂朮甘湯	8	0	8	3(0/3)	5(0/5)	0
柴苓湯	8	3	5	3(1/2)	5(2/3)	0
柴胡加竜骨牡蛎湯	8	6	2	4(4/0)	3(2/1)	1(0/1)
香蘇散料	8	2	6	2(1/1)	5(1/4)	1(0/1)
桂枝茯苓丸料	8	0	8	4(0/4)	4(0/4)	0

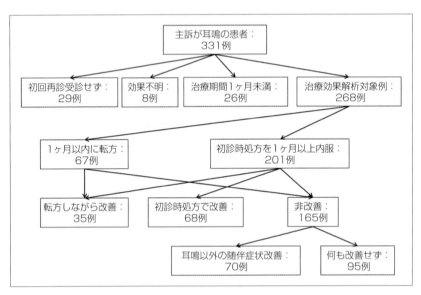

図1. 北里大学東洋医学総合研究所における治療成績

多くの成分から構成され多くのポイントに作用し，心身一如と考える漢方医学が耳鳴の治療法として期待される．

耳鳴に対する漢方治療の有効性に関して多くの研究があり，理気剤や利水剤の報告が多く，その有効性は約60～80％と報告されている[5)～10)]．しかし，実際の臨床ではこれほどの効果がある印象はなく，治療の目的を耳鳴だけに絞ると効き目が悪い．本稿では，我々が行った慢性耳鳴に対する漢方薬の有効性を検討したRCTの結果[11)]を含めて，慢性耳鳴に対する漢方治療の可能性を述べたい．

慢性耳鳴に対する随証治療の検討

1．後方視的研究

以前我々は，慢性耳鳴症例に対する随証治療の有用性の報告をした[12)]．初診時処方内容の一部を表2に示す．処方内容は全87種類あり，理気剤（半夏厚朴湯，釣藤散など）・温裏補陽剤（八味丸，真武湯，滋腎通耳湯など）・和解剤（加味逍遙散など）・利水剤（半夏白朮天麻湯など）が多い傾向であった．全体的な治療成績は図1に示すように，ある程度の効果があると思われる．各方剤の治療

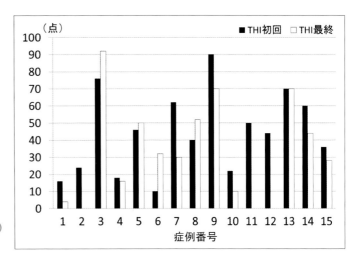

図 2.
随証治療の成績(THIによる評価)

効果を検討したところ，半夏厚朴湯では耳鳴改善効果を認めたものが32.1%であった．耳鳴は変化なかったものの，めまい・不眠・精神的に安定したなど随伴症状に治療効果を認めたものが35.7%であった．まとめると67.9%に半夏厚朴湯で何らかの治療効果が認められた．釣藤散では，耳鳴の改善を認めたものが35.3%，随伴症状(頭痛・不眠など)の改善を17.6%に認めた．まとめると釣藤散では52.9%に何らかの治療効果が認められた．また，八味丸では耳鳴の改善を認めたものが25%，随伴症状(疲れやすいなど)の改善を31.3%に認めた．まとめると八味丸では56.3%に何らかの治療効果が認められた．

2．前方視的研究

また，我々は慢性耳鳴に対する随証治療の有用性を前方視的に検討した．対象は北里大学東洋医学総合研究所を，3ヶ月以上続く耳鳴を主たる訴えとして受診した患者15例(男性3例，女性12例)である．耳鳴苦痛度の評価としてTinnitus Handicap Inventory(THI)を使用した．治療効果は図2に示すように，THIが20点以上改善した症例7と9の2例(13.3%)であった．2例の処方内容は，半夏厚朴湯1例と柴胡桂枝乾姜湯から香蘇散に転方した1例であり，理気剤に著効例が認められた．これらを踏まえて，我々は半夏厚朴湯の慢性耳鳴に対する効果をプラセボ対照のRCTで検討した．

半夏厚朴湯の効果

1．対象と方法

2011年1月1日～2012年2月29日までに北里大学病院耳鼻咽喉科外来を，3ヶ月以上続く耳鳴・難聴で受診した20歳以上の患者のうちTHI：18点以上かつ試験参加に同意の得られた症例を対象とした．研究デザインはプラセボ対照，ランダム化，二重盲検比較試験とした．試験薬を1日12錠，1日2～3回食前または食間に服用し，内服期間は12週間とした．

2．評価項目

主要評価項目は，THI-totalスコアの投与前後の変化量とした．副次評価項目は，THIのサブスケール(Functional, Emotional, Catastrophic)，VAS, Hospital Anxiety and Depression Scale (HADS), SF-36のそれぞれの投与前後の変化量とした．

漢方医学的問診・所見をとり，本研究では抑うつ気分・のどのつまり感・腹満感・腹部鼓音のうち1つでも所見があるものを半夏厚朴湯証ありと定義した．

また，探索的事後解析として①めまいがある群，②聴覚過敏を伴う群，③耳閉塞感を伴う群，④半夏厚朴湯証がある群，それぞれでTHI, VAS, HADS, SF-36の投与前後の検討を行った．

3．目標症例数

半夏厚朴湯群でのTHI平均改善点数を20±15点，プラセボ群での10±15点として，$\alpha = 0.05$，

表 3. RCT 参加者全症例の治療効果

		Total（n＝76）	Drug（n＝38）	Placebo（n＝38）	P
THI					
	Functional	−5.0（−12.0, 0.0）	−6.0（−12.0, 0.0）	−4.0（−14.0, 0.0）	0.99
	Emotional	−4.0（−10.0, 0.0）	−4.0（−10.0, 0.0）	−4.0（−11.0, 2.0）	0.78
	Catastrophic	−2.0（−6.0, 0.0）	−2.0（−6.0, 0.0）	−2.0（−6.0, 0.0）	0.59
	Total	−10.0（−26.0, 0.0）	−11.0（−26.5, 0.0）	−8.0（−25.5, 0.0）	0.73
VAS					
	loudness	1.0（−10.0, 12.0）	0.0（−7.5, 12.0）	2.5（−15.8, 11.3）	0.85
	time	−1.0（−9.0, 2.0）	0.0（−6.5, 5.5）	−2.0（−10.5, 2.0）	0.13
	annoyance	1.0（−14.0, 11.0）	0.0（−16.5, 15.0）	3.0（−11.0, 11.0）	0.96
HADS					
	Anxiety	−1.0（−3.0, 0.0）	−1.0（−3.0, 1.0）	−1.0（−4.0, 0.0）	0.38
	Depression	−0.5（−3.0, 1.75）	0.0（−2.0, 1.0）	−1.0（−3.0, 2.0）	0.50
SF-36					
	PF	0.0（−3.6, 3.6）	0.0（−3.6, 3.6）	0.0（−3.6, 3.6）	0.71
	RP	0.0（−3.3, 3.3）	0.0（0.0, 3.3）	0.0（−6.6, 3.3）	0.33
	BP	0.0（−4.5, 4.5）	0.0（0.0, 4.7）	0.0（−5.4, 0.9）	0.06
	GH	0.0（−3.5, 3.7）	0.0（−2.7, 4.5）	0.0（−5.3, 3.7）	0.83
	VT	0.0（−3.2, 6.4）	3.2（−3.2, 6.4）	−3.2（−6.4, 6.4）	0.26
	SF	0.0（−6.4, 6.4）	0.0（−3.2, 6.4）	0.0（−6.4, 0.0）	0.26
	RE	0.0（−4.2, 4.2）	0.0（−4.2, 4.2）	0.0（−4.2, 4.2）	0.59
	MH	2.7（−2.0, 5.4）	2.7（−2.7, 5.4）	2.7（−2.7, 5.4）	0.85

Data indicates changes from baseline given as median（25%, 75%）
Difference of changes between drug and placebo was tested by Mann-Whitney *U* test

パワーを0.8として設定したところ，各群37例が必要であると判断した．

4．統計的手法

両群間の比較検定のために Mann-Whitney *U* test を用い，*P*＜0.05 を認める場合に統計学的に有意差ありとした．また，探索的事後解析では検定の多重性を考慮し，*P*＜0.001 を認める場合に統計学的に有意差ありとした．

5．結 果

1）治療効果（表3）

THI-total スコアの投与前後の変化量に関して，両群で有意差を認めなかった（*P*＝0.73）．また，THI の3つのサブスケール・VAS・HADS・SF-36 に関しても両群に有意差を認めなかった．

2）探索的事後解析

聴覚過敏や耳閉塞感を伴っている患者の解析では THI・VAS・HADS・SF-36 のどの項目でも両群で差を認めなかった．

しかし，めまいを伴っている患者の解析では，THI で半夏厚朴湯はプラセボより改善している傾向にあった（THI-total：*P*＝0.006）（表4）．

以上のことから，めまいを伴っている慢性耳鳴には半夏厚朴湯が有効である可能性があり，慢性耳鳴患者に半夏厚朴湯を処方する際にはめまいが投与目標になる可能性がある．

6．小 括

過去には釣藤散・牛車腎気丸などの報告があるが，北里大学東洋医学総合研究所で最も処方が多かったものが半夏厚朴湯である．北里大学東洋医学総合研究所は西洋医学・東洋医学含めて治療効果がなかった難治な例が受診することが多く，上述のような代表的な漢方薬を処方する症例が比較的少ない[6]ことが特徴として挙げられる．難治な場合には ① 脾胃を整える，② 軽剤（香蘇散，半夏厚朴湯など）から入る，③ 血液循環をよくすることから始めることが大切であると花輪は述べている[13]ことからも，半夏厚朴湯が耳鳴に対して最も処方された理由が推察できる．また，半夏厚朴湯にベンゾジアゼピンのような効果があるという報告がある[14]．

このようなことから特に治療に苦渋している場合・めまいを伴う場合・ベンゾジアゼピン系薬剤を処方したくなるような耳鳴患者に半夏厚朴湯を使用する意義があると思われる．しかし，乾かす

表 4. めまいを伴った群の治療成績（RCT）

		Total(n＝21)	Drug(n＝12)	Placebo(n＝9)	P
THI					
	Functional	−2.7(7.4)	−6.0(6.2)	1.8(6.7)	0.014
	Emotional	−1.5(7.3)	−5.0(5.7)	3.1(6.8)	0.006
	Catastrophic	−1.1(3.7)	−2.7(3.3)	0.9(3.2)	0.028
	Total	−5.3(16.6)	−13.7(12.1)	5.8(15.7)	0.006
VAS					
	loudness	5.4(18.4)	4.8(15.8)	6.3(22.4)	0.859
	time	3.8(13.8)	3.8(12.7)	3.7(16.0)	0.221
	annoyance	5.0(17.6)	−2.4(16.1)	14.9(15.0)	0.036
HADS					
	Anxiety	−0.6(3.4)	0.2(3.3)	−1.9(3.5)	0.235
	Depression	−0.4(3.8)	−0.6(3.7)	0.0(4.3)	0.466
SF-36					
	PF	2.0(5.7)	2.6(6.9)	1.0(3.4)	0.962
	RP	2.6(14.1)	1.5(16.3)	4.3(10.8)	0.812
	BP	−2.4(8.3)	−1.1(9.3)	−4.3(6.7)	0.38
	GH	1.9(4.7)	1.7(5.4)	2.2(3.7)	0.779
	VT	1.1(4.7)	2.9(3.6)	−1.8(4.9)	0.047
	SF	2.5(7.7)	2.3(9.2)	2.8(5.1)	0.757
	RE	0.7(8.9)	0.4(11.2)	1.2(4.0)	0.808
	MH	2.4(6.9)	1.7(7.8)	3.5(5.5)	1.00

Data indicates mean change from baseline given as mean(SD)
Difference of mean change between drug and placebo was tested by Mann-Whitney U test

作用があるので舌が渇いているような患者への使用には注意が必要である.

他の頻用漢方製剤について

耳鳴だけでなく，他の症状・症候を勘案して処方を選択する．耳鳴で頻用される漢方薬について，使用目標と使用上の注意について解説する.

1. 釣藤散

耳鳴に対する漢方治療の中でも比較的多くの報告があり，胃炎や悪心・嘔吐などで使用される漢方（二陳湯）がベースとなっているので，漢方医学的診断を行わなくても使用しやすい方剤である．しかし，がっちりとした体格でのぼせの強いものにはあまり使用しない．使用目標は，中高年の頭重感・頭痛・耳鳴・めまい・肩こり・目の充血などを伴う高血圧傾向のものである．特に症状が朝方に強い場合に良いとされている[13]が，うつ状態を反映している可能性がある．耳鳴患者には抑うつを伴うことが多いのは周知の事実であり，このような観点からも処方しやすい.

2. 八味地黄丸・牛車腎気丸

高齢者の耳鳴・難聴は腎虚に属するものが多い

ことから，処方されることが多い．高齢者に使用するイメージだが，以下の症候があれば，40歳代からも使用できる．使用目標は，全身倦怠感（とくに下半身の脱力感）・多尿・乏尿・腰痛・手足の冷えとほてり・口渇などである．牛車腎気丸は八味地黄丸に牛膝・車前子を加えて附子を増量したものである．上記のような症状に浮腫やしびれ，関節痛を伴ったものに使用される．実際には，八味地黄丸よりも牛車腎気丸を処方する機会が多いと思われる．これらには地黄が入っており，胃腸が弱いものには合わないことがある.

花輪は，ステロイドの長期使用時には腎虚と瘀血を必ず考慮し，ステロイドの長期使用による抗病反応の低下に使用すると述べている[13]．高安動脈炎で長期にわたりステロイド治療を行っている難聴・耳鳴を自覚している患者に八味地黄丸を処方したところ，風邪をひかなくなり体調がよくなり，診察時に耳鳴のことを執拗に訴えなくなった症例がある．このように体調をよくして耳鳴を気にならなくさせるのも漢方治療の醍醐味と思われる.

3. 加味逍遙散

女性の三大処方の1つである．症状が逍遙する

(あちこちに移動する），いわゆる不定愁訴に用いられる．比較的華奢で，様々な自律神経症状（めまい・動悸・頭痛・頭重・不安・不眠・いらだち・ほてり・のぼせ・肩こり・発作性の発汗・四肢の倦怠感など）に用いるが，月経周期や更年期と関連して現われることが多い[13]．山梔子が入っており，胃腸障害があるものには使用しにくく，どちらかというと便秘傾向のものに使用するほうがよく，大黄剤では強すぎておなかが痛むものに良い．

4．真武湯

冷え症で，めまい・浮遊感があり，胃腸が弱く下痢傾向のものに使用する．めまいは回転性ではなく，何となくフワフワしていて雲の上を歩いているような感じといわれている．熱感があって新陳代謝の良さそうなものには使用せず，虚弱者や高齢者に適応が多いと思われる．また，とくに胃が弱い人には人参湯を合わせると良い．

5．滋腎通耳湯

腎虚による耳鳴に対する処方である．使用目標は，高齢者で上半身に熱（のぼせ・頭重感など）があり，少しストレス性の要素もあるようなものに使用する．施設によってはエキス剤では処方が困難なこともあり，荊芥連翹湯と香蘇散の合方などで対処している．

6．半夏白朮天麻湯

めまいに対して頻用される漢方薬の1つとして知られている．胃腸が弱く下肢が冷え，めまいや頭重感などを伴うものに使用する．天候悪化時の頭痛の増悪や食後の嗜眠や倦怠感も使用目標になる．

7．柴胡加竜骨牡蛎湯

標準的～がっちりした体格で交感神経過緊張していて（イライラ感・不安・不眠・動悸・驚きやすい），やや抑うつ傾向ものに使用し，抗ストレス薬とも言える．実際にはそれほど実証でなくても使用でき，比較的頻用される方剤と思われる．また，八味地黄丸との相性がよく，八味地黄丸の項で述べたような症候もある場合には合方することもしばしばある．

8．大柴胡湯

比較的体力があり，便秘傾向のあるものに用いる．みぞおちがはって，のぼせ・肩こり・耳鳴がある不眠・ノイローゼ気味のものに使用する．舌は乾燥気味であることが多い．

9．抑肝散・抑肝散加陳皮半夏

多少なりとも抑うつ傾向が基盤にあり，神経過敏で興奮して眠れなく，イライラして怒りやすいものに使用する．さらに前述のような症状がつのって，体力が低下し胃腸が弱っているようなときには抑肝散加陳皮半夏を使用する．一般的には舌の白苔が多い．

10．苓桂朮甘湯・連珠飲

立ちくらみ・動揺感・動悸・息切れがあるものに使用する．のぼせを伴うことが多いとされている[13]．顔色は悪くないものに使用し，もし顔色が悪くて足腰の冷えがあるならば真武湯である．口渇を伴うことは少ない．貧血があって上記のような症状を伴う場合は，苓桂朮甘湯に四物湯を合方する（連珠飲）．しかし，胃腸虚弱で下痢しやすく，貧血が高度のもの（口唇も蒼白など）には連珠飲は使用しない．

11．黄連解毒湯・三黄瀉心湯

のぼせ気味・イライラ・不眠・焦燥感・易怒性興奮があるものに使用する．花輪は「平たく言って，俗にいう頭にきたという時に頭に上った血を下げ，中枢神経系の過度の興奮を抑える作用がある」と述べている[13]．本処方を使用するにあたって，下痢をする人がいるので注意が必要である．便秘傾向が強いものには三黄瀉心湯を考慮する．

12．桂枝茯苓丸

女性の三大処方の1つである．のぼせ傾向であるが足の冷えがある頭痛・めまい・肩こりなどのあるものに使用する．舌裏の静脈怒張が目立つことが多い．また，血液循環をよくするような作用があり，脳血管性障害性の耳鳴には本処方が勧められる[15]．

13．加味帰脾湯

虚弱体質で胃腸が弱く，貧血・精神不安・不眠症・軽度の抑うつ傾向があるものに使用する．耳

管開放症に対する処方として知られており，耳管開放症患者の体格や精神的背景などを想像するとイメージがつきやすいのではないかと思われる．

まとめ

北里大学東洋医学総合研究所における耳鳴に対する初診時処方は約87種類であった．また，今中らによる耳鳴の随証治療の報告でも，2剤併用もあわせて44通りとなったと報告している[5]．上記以外では防風通聖散（肥満体質・便秘・頭痛・肩こりなど）・当帰芍薬散（貧血・手足の冷え・むくみなど）・香蘇散（抑うつ・頭重・めまいなど）など多数あり，前述の説明のみでは到底事足らない．他書を参照されたい．

耳鳴に悩む患者がドクターショッピングをする理由として，① 安易に「治療法はない，治らないから気にしないように」と言われた，② 話を聞いてもらえないなどが挙げられる．耳鳴診療に必要なことは，耳鳴に関する丁寧な説明と共感をもってあたる診察態度である．漢方診察では証を診断するために時間をかけ，共感する姿勢で臨むことが必要である．今中ら[5]は患者説明に時間をかけるようにしている・共感することは耳鳴治療効果に相乗・相加的に働くと述べている．診察の度に患者と一緒に薬の効き目を耳鳴だけでなく様々な面から検討することで，良好なコミュニケーションが築ける．耳鳴に悩む患者は不安・抑うつ・イライラ・不眠・肩こり・頭痛など様々な症状を伴っており，心身ともに体調が良いと耳鳴りは気にならなくなることが多い．少しでも随伴症状などを改善させて，体調をよくすることは重要である．

参考文献

1) 小田 恂，杉田 稔，村井和夫：耳鳴症の有病率に関する研究．厚生科学研究費補助金感覚器障害及び免疫アレルギー等研究事業・平成11年度・平成12年度総合研究報告書：1-13, 2001.

2) 小田 恂：耳鳴診療のすべて 耳鳴の疫学．JOHNS, 23：5-9, 2007.

3) Jastreboff PJ：Phantom auditory perception (tinnitus)：mechanisms of generation and perception. Neurosci Res, 8：221-54, 1990.

4) 小川 郁：耳鳴の成因に関する最近の知見 耳鳴と自律神経．MB ENT, 49：12-5, 2005.

5) 今中政支，峯 尚志，浦 尚子：随証的に処方した漢方薬による耳鳴の治療成績．漢方の臨床，56：979-89, 2009.

6) 卯木希代子，早崎知幸，鈴木邦彦ほか：耳鳴に対する蘇子降気湯の治療経験．日本東洋医学雑誌，60：161-6, 2009.

7) 岩崎紀子，坂本 守：耳鳴に対する釣藤散の臨床的評価．公立能登総合病院医療雑誌，12：20-3, 2001.

8) 水田啓介，伊藤八次，秋田茂樹ほか：慢性耳鳴に対する柴胡桂枝湯の効果．耳鼻咽喉科臨床，補98：31-4, 1998.

9) 斎藤 晶：頭痛・高血圧を指標とした釣藤散の耳鳴治療．耳鼻咽喉科臨床，補98：28-30, 1998.

10) 大西信治郎，沢木修二，土屋幸造ほか：TJ-107（ツムラ牛車腎気丸）の多施設共同臨床試験による耳鳴に対する効果．耳鼻展望，37：371-379, 1994.
Summary 12病院150症例での検討．著明改善は15%（23例）であり，改善以上39%，やや改善以上67%であった．

11) Ino T, Odaguchi H, Wakasugi A, et al：A randomized, double-blind, placebo-controlled clinical trial to evaluate the efficacy of hangekobokuto in adult patients with chronic tinnitus. J Trad Med, 30：72-81, 2013.
Summary 半夏厚朴湯の効果をプラセボ対照二重盲検比較試験で検討したところ，めまいを伴う耳鳴患者に有効である可能性がある．

12) 猪 健志，小田口 浩，若杉安希乃ほか：慢性耳鳴症例に対する随証治療の有用性．日本東洋医学雑誌，64：86-92, 2013.

13) 花輪壽彦：漢方診療のレッスン 増補版：355-418, 金原出版, 2003.

14) Gamo Y, Ito N, Oikawa T, et al：An anxiolytic-like effect of kososan is different from the effect of hangekobokuto on two anxiety models in mice. J Trad Med, 26：11-17, 2009.
Summary マウスを用いて半夏厚朴湯の抗不安作用を検討したところ，ベンゾジアゼピン系抗不安薬と類似の作用機序を有する可能性が示された．

15) 伊藤 隆：漢方診療のポイント．耳喉頭頸，87：1068-1072, 2015.

"知りたい" めまい
"知っておきたい" めまい薬物治療

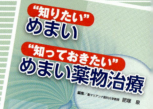

おかげさまで大好評!!

編集／聖マリアンナ医科大学教授 肥塚 泉

B5判 166頁 4,500円＋税
2012年10月発行

めまい領域を専門としない耳鼻咽喉科医をはじめ、診療科を超えた幅広い分野の先生方にも理解しやすい、境界領域としてのめまい疾患の診断と治療について解説!!

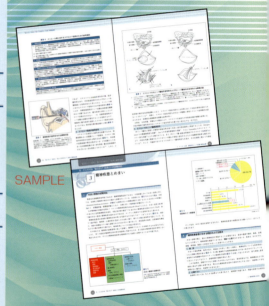
SAMPLE

目次

I ここだけは "知りたい" めまい
1. 救急外来でめまい……………………………………………………………寺澤秀一
2. 突然起こる "めまい" ―"耳からくるめまい" か "脳からくるめまい" か？―
   ………………………………………………………………伊藤彰紀, 柴﨑 修
3. 見逃してはならない "脳からくるめまい" の特徴…………………………城倉 健
4. 手術治療が必要なめまい……………………………………清水重敬, 鈴木 衞
5. めまい診断の検査方法……………………………………山本昌彦, 吉田友英

II ここだけは "知りたい" めまいへの初期対応
1. 子どものめまい―起立性調節障害を中心に―……………………………田中英高
2. 高齢者のめまい…………………………………………………………………工田昌也
3. 精神疾患とめまい………………………………………………………………清水謙祐
4. 産婦人科疾患のめまい………………………………………………………日高隆雄

III ここだけは "知っておきたい" めまい薬物治療
1. 急性期めまいの薬物治療……………………………………………………肥塚 泉
2. メニエール病・遅発性内リンパ腫の薬物治療………………北原 糺, 武田憲昭
3. 前庭神経炎の薬物治療……………………………………清川佑介, 喜多村 健
4. 良性発作性頭位めまい症の薬物治療…………………………………………中村 正
5. 突発性難聴の薬物治療………………………………………………………小川 郁
6. 心循環系疾患の薬物治療………………………………長田尚彦, 木村健二郎
7. 心因性めまいの薬物治療……………………………………………………五島史行
8. 頭痛めまいの薬物治療………………………………………………………室伏利久
9. 高齢者に多い慢性めまい感の病態と薬物治療……………………………成冨博章
10. めまい診療における漢方治療………………………………………………渡辺行雄
11. 投薬の禁忌・併用注意・副作用……………………………………………梅田悦生

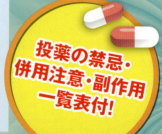
投薬の禁忌・併用注意・副作用一覧表付!

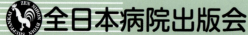
全日本病院出版会

〒113-0033 東京都文京区本郷 3-16-4
Tel:03-5689-5989　Fax:03-5689-8030

おもとめはお近くの書店または弊社ホームページ(http://www.zenniti.com)まで!

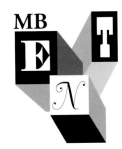

◆特集・耳鼻咽喉科と漢方薬—最新の知見—

反復性めまい
—新しい病名漢方で楽しく楽に診療する—

竹越哲男[*1] 小暮敏明[*2] 星野朝文[*3]

Abstract 反復性めまいは診断・治療ともに現在の西洋医学では難しい．診断に関しては，メニエール病，VBI，BPPV 症例は半数で，残りは「めまい症（原因不明）」とされるが，OD，H-VBI，肩こり関連めまい（仮称）のいずれかである．BPPV 以外のめまいは体と心の不調が原因のため，心身ともに対応できる漢方がなくては治療困難である．西洋医学的病態も考慮した病名処方を提示する．OD には頭部血流を増す補中益気湯を使用し，具合で昇圧効果を持つ桂枝加苓朮附湯を併用する．VBI，H-VBI には脳血流改善作用を持つ釣藤散がよく効く．肩こり関連めまいは肩こり・低血圧・H-VBI の 3 者が合併している．肩こりとめまいに有効な桂枝加苓朮附湯に釣藤散もしくは補中益気湯を併用する．メニエール病は心身症的要因があり難治で，精神安定作用と抗眩暈作用のある抑肝散加陳皮半夏をベースに西洋薬も併用するカクテル療法になる．BPPV はリハビリが有効で，薬物治療は漢方を用いても困難と考えている．

Key words めまい(vertigo)，血行動態性椎骨脳底動脈循環不全(hemodynamic-vertebro-basilar insufficiency；H-VBI)，起立性調節障害(orthostatic dysregulation；OD)，肩こり関連めまい(stiff neck and shoulders related dizziness)，漢方治療(Kampo therapy)

はじめに
めまい診療に東洋医学的視点と漢方薬を活用する

めまい診療は嫌だという耳鼻咽喉科医は多い．「手間が掛かり，わからなくて，治らない」からである．筆者は頭振り眼振を研究していたので，めまいの診察には慣れていたが，反復性めまいは代表疾患であるメニエール病，良性発作性頭位めまい症，椎骨脳底動脈循環不全(vertebro-basilar insufficiency：以下，VBI)と診断がつく症例が約半数で「残りは，疑い症例もしくは原因不明」であることと，「メニエール病，VBI，めまい症は病態が異なるにもかかわらず投薬内容はほぼ同一で，そのうえ西洋薬は治療効果が上がらないこと」に限界を感じていた．だが，① 起立性調節障害(orthostatic dysregulation：以下，OD)，② hemodynamic-VBI[1])（血行動態性椎骨脳底動脈循環不全：以下，H-VBI)，③ 肩こり関連めまい[2])（仮称)の 3 つの疾患を意識してからは診断・治療とも非常に楽になった．

西洋薬ではめまいに決定的な薬がない．病態を理解したうえでの漢方薬の有効活用に分がある．しかし，西洋医である耳鼻咽喉科医がめまいに漢方を活用しようとしても，西洋医学病名に対応する漢方薬が今まで明示されていなかった．本稿はめまいの西洋医学的病態を考慮し，西洋医学病名に対応する漢方薬を提示する．西洋医の耳鼻咽喉科医が納得できて，使いやすく再現性のある「新しい病名漢方」である．

めまいに対する漢方薬の作用機序

反復性めまい発作には点滴による補液が有効な

[*1] Takegoshi Tetsuo，〒371-0021 群馬県前橋市住吉町 1-16-12 医療法人竹越耳鼻咽喉科医院，院長
[*2] Kogure Toshiaki，独立行政法人地域医療機能推進機構 群馬中央病院和漢診療科，主任部長
[*3] Hoshino Tomofumi，独立行政法人国立病院機構 霞ヶ浦医療センター耳鼻咽喉科，医長

場合が多い．補液で循環血漿量が増え，血液粘度が下がり，脳循環が改善するためと考えられる．めまい発作時に有効とされている五苓散は白朮・茯苓・沢瀉・猪苓・桂枝の5つの生薬からなる．白朮・茯苓・沢瀉・猪苓は消化管などの体内に存在する余剰水分を血管内に取り込み，循環血漿量を増加させる効能を持ち，さらに桂枝が脳血管を拡張して両者の作用で脳血流を増加させる．いわば「飲む点滴」である．めまいに有効な漢方薬は白朮・茯苓を含んでいることが多い（桂枝加苓朮附湯，抑肝散加陳皮半夏，苓桂朮甘湯など）が，循環血漿量増加作用として説明がつく．また，桂枝や釣藤鈎などの脳血管拡張作用のある生薬が含まれる（桂枝：桂枝加苓朮附湯，苓桂朮甘湯，釣藤鈎：釣藤散，抑肝散加陳皮半夏）．疲れ・ストレスはめまいの誘因になるが，白朮・茯苓は消化吸収増進で疲れに対応する．茯苓，釣藤鈎は精神安定作用と抗眩暈作用を持つ．

漢方は心身一如で「体と心は不可分」と考えており，脳循環改善剤・安定剤・抗眩暈剤の合剤と言える効能を持つ．

疾患の病態理解と漢方薬の有効活用

1．メニエール病

1）メニエール病（内リンパ水腫）：めまいは水滞か？

メニエール病の病態は内リンパ水腫であり，漢方でもめまいを水の異常（水滞）と考える．漢方治療として五苓散，柴苓湯，苓桂朮甘湯，半夏白朮天麻湯など水を調節する利水剤の使用が勧められている．しかし，それらが著効するとは限らず，繰り返す発作には浸透圧利尿薬さえ無効なことをしばしば経験する．はたして本症は東洋医学的に単に水滞とだけ考えるのが適切なのだろうか？

2）メニエール病は気の異常を考える

本症の診断基準は「難聴，耳鳴，耳閉塞感などの聴覚症状を伴うめまい発作を反復する」ことである．言い換えれば「変動する蝸牛・前庭症状」である．また，「家庭，職場環境の変化，ストレス

などが，発作回数に影響することが多い」ことが知られている．すなわち本症は，「ストレスが関与して症状が変動する病気」であり，東洋医学的に「気の異常」と考えたほうがよいと思われる．そして「水滞は気の異常によっても生じる」ことから，内リンパ水腫は二次的に発生した病態と理解できる．

また，高橋[3]は「メニエール病患者にみられる行動習慣の特徴」として，① 周囲の目を意識して，② 事前にいろいろ気遣いし，③ 時間を惜しんで仕事その他に励み，④ 環境の不満を訴えず，⑤ 気分発散が苦手，を挙げ，「周囲の評価に敏感で自分を抑える性格の人が評価や感謝をしてもらえなくなると発症のリスクが高まる」としている．

本症は心身症的な要因もあることから，抑肝散加陳皮半夏を発作のコントロールに用いる．生薬構成から本剤は，① ベースの抑肝散が認知症のBPSD（行動・心理症状）に効果があるように，ストレス，イライラに対応，② 脳血流改善が期待でき，めまいにも対応，③ 吐き気止めの作用もあり，最適と思われる．本剤の服用で発作の回数・程度が改善する印象であるが，患者は性格上「休むことをよしとしない」ので「養生」を意識させないと実があがらない場合がある．また，発作時および発作頻発期の対応は漢方でも困難であり，課題である．

2．血行動態性椎骨脳底動脈循環不全（H-VBI）

VBIは「高齢者で高血圧，心疾患などの基礎疾患があり，動脈硬化，血栓などの器質的障害で生じる一過性の脳虚血発作の一種であり，めまいに他の神経症状を伴う」と一般に考えられている．一方，H-VBIは器質的変化はないが，① 交感神経過緊張による血管収縮，② 低血圧，③ 体位変換などによる血流変動・低下で機能的脳幹循環不全が生じて起こるめまいである．前庭神経核は他の脳神経核に比べ虚血に弱いためにめまいのみ発現し，他の神経症状は生じないのが特徴である．殊に若年者から中年においてはH-VBIを想定しな

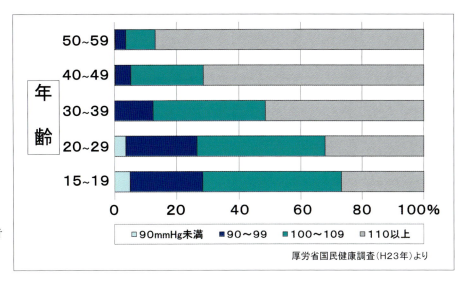

図 1. 年齢による低血圧者の推移(女性)

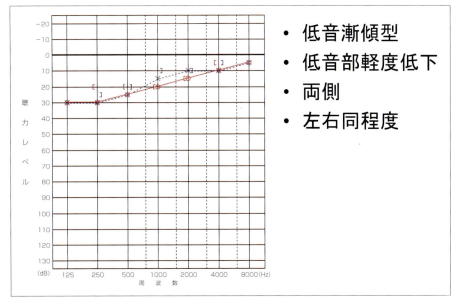

図 2. 低血圧を示唆する特徴的な聴力図

いと説明がつかないめまいが非常に多い．武田[4]はH-VBIがめまい症に関与しているとしている．典型的には瞬間〜数分間(時に数時間)の回転感，動揺感が，急速立位時，首の位置の変化時，歩行時，安静時などにみられる．詳細に問診・眼振所見を検討しないとBPPVと誤診しやすい．

治療には釣藤散を用いる．脳血流を改善させる釣藤鈎が入り[5]，交感神経過緊張の主因となるイライラを改善させる効能も持つためVBI，H-VBI両者の病態に有用である．一般に「老人の高血圧に適応」と思われているが，低血圧による若いH-VBI症例にも最適である(老人のVBIにもよく効く)．ただし，稀に「胃にさわる」ことがあり，食後投与とする．

3. 起立性調節障害(orthostatic dysregulation；OD)

起立性調節障害[6]は「思春期に好発し，起立時の心血管循環調節不全が原因になり起立耐性が低下する病態で，脳血流の低下によって立ちくらみ，めまい，全身倦怠が生じる」とされる．わかりやすく表現すれば「低血圧による脳血流低下」である．しかし，必ずしも若年者に限った病態ではない．成人女性にも低血圧は多い(図1)．耳鼻咽喉科的には，純音聴力検査にて両側低音部の同程度軽度低下を認めることが多い[7]．低音漸傾型で両側かつ同程度なのが特徴である(図2)．これ

は，蝸牛動脈は終動脈であるため，血圧が低いと末梢，つまり蝸牛頂に近い低音担当部分の血流不足になるためと考えられる．また，低血圧の影響なので，両耳に起こりやすい．

治療には西洋薬では昇圧薬を用いる．補中益気湯はエネルギーを頭部方向に挙げて脳血流低下を改善させ，さらに体調を整える効能を持ち，有効である．また，病態はやや異なるが，中高年でも降圧薬の効き過ぎや糖尿病による低血圧のふらつきも多く，めまい診療の盲点となっている．

4．「肩こり関連めまい」

1）「肩こり関連めまい」とは？

「肩こり関連めまい」は，診断のつかないいわゆる「めまい症」で，かつ肩こりを主とする頸部の異常を訴える症例であり，病態は肩こり（頭痛，首こりも含む），低血圧（OD），H-VBI の３者が合併してめまいを生じる疾患である．頸性めまいと区別するための仮称である．

2）肩こりはめまいの最も多い原因か？

以前から「肩こり」はめまいの一因と考えられてきた．福武[8]は「肩こりは頭痛だけでなく，めまいの最も多い原因」と述べている．この理由は，頸部筋トーヌスによる頭部の位置情報が，肩こりのため正常よりもずれてしまい，視器・前庭器の情報とミスマッチが生じ，めまい感が出るためとされる．城倉[9]も「めまいだけで受診した患者の内訳」として，BPPV が最多で 53％，次いで緊張型頭痛が 16％としている．この緊張型頭痛は肩こりが原因である．しかし，ほとんどの医療者に「肩こりはめまいの原因」と認知されていない．

3）「肩こり関連めまい」の病態

過去に筆者らは「肩こり関連めまい」の症例蓄積研究を実施している．すなわち対象は，診断のつかないいわゆる「めまい症」のうち，肩こりを主とする頸部の異常を訴えた症例 43 人である．男女比は７対 36 で女性が 83.7％を占めた．年齢は20 代～70 代に分布していた（平均 48 歳）．収縮期血圧は平均 112 mmHg（来院時）で，起立性調節障害（OD）の問診による疑い症例は 77.8％（OD を

チェックした 27 人中 21 人）であった．耳鳴，耳閉感などの聴覚症状は 15 人（34.9％）が訴えた．純音聴力検査にて，低血圧に特徴的な両側低音部同程度軽度低下を認めたのは 26 人（42 人中）であった（61.9％）．眼振は７人（16.3％）に認め，末梢前庭ではなく H-VBI の関与を考える眼振であった．

また，17 人（39.5％）は前医で西洋薬を投薬されていたが無効で，西洋医学的処方では難治な病態と考えられた．

4）「肩こり関連めまい」は増加している

多くの「めまい症」が「肩こり関連めまい」と考えられ，診療所である当院では肩こり関連めまいが初診めまい患者の約４割を占めていた（図3）．

患者は女性が８割を占める．女性は筋肉量が少ないため肩こりと低血圧がともに起こりやすい．肩こりは交感神経過緊張を増悪させるため血管収縮による循環障害（H-VBI）が生じやすく，かつ低血圧により H-VBI が悪化すると考えられる．

「肩こり関連めまい」症例は増加している．原因としては，① イライラ，過労，ストレス社会：交感神経過緊張の増加，② うつむいて作業するパソコン，スマートフォン，TV ゲームの多用による頸部の負担増：肩こり悪化，③ パソコン業務の増加：長時間の座業で手と目以外の体動がなく，下半身に血液が鬱滞して脳血流低下傾向になりがちなこと（潜在性 H-VBI）が考えられる．いずれも肩こり関連めまいだけでなく，OD，H-VBI も悪化させる．

5）「肩こり関連めまい」の診断と治療

（1）診 断

① フラフラ，フワフワなどの非回転性めまいが多い

② 肩こり，首こり，頭痛のいずれかが存在

③ 主に 20～60 代の女性

④ 低血圧（収縮期血圧 110 mmHg 以下）

⑤ 特徴的な聴力図（両側低音部軽度低下）

⑥ ストレス，疲れ

⑦ パソコン作業などの長時間うつむいての座業

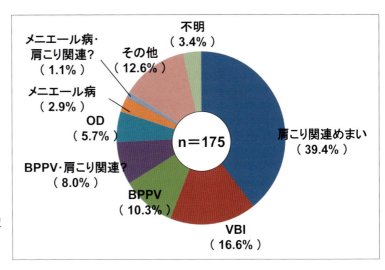

図 3.
初診めまい患者の疾患内訳
（2014 年 9 月より半年間）

⑧ 耳閉感，耳鳴，難聴を伴うことあり

(2) メニエール病，BPPV との鑑別

肩こり関連めまいの病像は「眼振も低音部低下もあるのでメニエール病」と誤診されやすい．だが，メニエール病は通常低音部低下がまず片側に生じ，進行すると両側になる点が異なる．両側低音部の同程度軽度低下は低血圧症例（収縮期血圧 110 mmHg 以下）に認められる[7]．ただし，メニエール病の一部には低血圧，肩こり，H-VBI の関与を疑う例がある．

肩こり関連めまいは BPPV 様の頭位めまいを呈する場合がある．頭位変換によらないめまいの有無，低音部低下，低血圧の有無を参考に鑑別する．

(3) 治 療

肩こり関連めまい，OD，H-VBI の症例は，ほとんどが過労や虚弱といった「虚している」印象で，経験的にも西洋薬では十分な治療効果が期待できない．

桂枝加苓朮附湯は，めまい，肩こりに有効である．生薬構成をみると，めまいに効く真武湯と苓桂朮甘湯がともに内含されている（桂枝加朮附湯も販売されているが，眩暈に効く茯苓が含まれていない）．以下に生薬構成を示す．

桂枝加苓朮附湯	桂枝	芍薬	大棗	生姜	甘草	茯苓	白朮	附子
真武湯		○		○		○	○	○
苓桂朮甘湯	○				○	○	○	

低血圧に効果的な苓桂朮甘湯が含まれていて，脳血流を改善する印象である（OD，H-VBI にも有効）．また，桂枝湯と真武湯が含まれていてエネルギーを産生し体調を整える効能も持つ．錠剤もある．この桂枝加苓朮附湯をベースに以下の方剤を併用する．

① 釣藤散：肩こり，頭痛，めまい，イライラ（ストレス）に対応できる．

② 補中益気湯：疲れ，低血圧（OD），元気がない，軽度のストレス，鬱状態に対応．

本治療の有効率（14 日以内の改善例を有効とした）を検討したところ，有効 47 例，無効 7 例で 87.0％であった．

6) 症例提示：37 歳，女性

【主 訴】 めまい，左耳鳴，吐き気

【現病歴】 X 年 12 月 1 日より，左耳鳴，耳閉感を生じた．翌日昼食後座っていてめまい（最初グルグル）が生じ，同日当院受診．なお X-1 年 7 月に「ボー」という耳鳴，難聴と音が響く症状（日により変動がある）が 2 週間続いた後，めまいが生じ，当院を受診している．

【検査所見】 鼓膜は正常．両側低音部の低下あり（左高度）．頭位眼振検査にて臥位で時計周りの純回旋性眼振を 1 打のみ認めた．血圧は 98/74 mmHg．肩こり，疲れあり．

【経 過】 肩こり関連めまいと診断．育児の疲れが誘因と考え，桂枝加苓朮附湯と補中益気湯のみ投与．1 週間後再診．「4〜5 日で耳鳴，めまいがなくなった．肩こりも軽快した」とのこと．低音

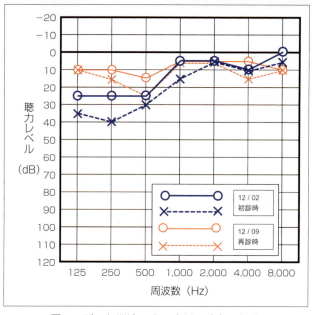

図 4. 肩こり関連めまい症例：聴力の推移

部の聴力は両側改善しており（図4），眼振も認めず．再発なく，1ヶ月で廃薬．

病態を考慮した病名漢方処方の実際：まとめに代えて

ODには補中益気湯を使用し，具合で桂枝加苓朮附湯を併用する．高度なODは西洋薬の昇圧薬の併用が必要な例がある．

VBI，H-VBIには釣藤散のみでよく効く．

メニエール病，BPPV，VBIでもないいわゆる「めまい症」には，「肩こり関連めまい」を疑っていただきたい．肩こり・首こり，頭痛のいずれかがあることが多い．その場合には「肩こり関連めまい」と考え，桂枝加苓朮附湯を使う．しかし，単剤では効果不十分なことが多い．肩こり，低血圧（OD），H-VBIの3者が合併してめまいを生じる疾患だからである．低血圧，H-VBIの関与の度合いを考えて併用薬を決定する．収縮期血圧が110 mmHg以下の場合や，立ちくらみ，エレベーターに乗るとふわっとするようであれば，低血圧の関与も強いと考え昇圧を意図し，補中益気湯を併用する．血圧は正常で，頭痛・肩こりが強い場合はH-VBIの要因が強いと考え，釣藤散を併用する．「ストレスと疲れはどちらが辛いですか？」と聞いて，ストレスならば釣藤散，疲れならば補中益気湯を選択することもある．難治例では3剤併用することもあり，ストレスが高度な場合は抑肝散加陳皮半夏を使用することもある．

以上の疾患に西洋薬の抗眩暈剤は効果を感じないため併用不要である．

メニエール病は難治で，抑肝散加陳皮半夏をベースに西洋薬も併用するカクテル療法になる．

BPPVは，耳石により物理的に起こるめまいでリハビリが第一選択となり，漢方を含めた薬物治療の効果は期待できないと考えている．

最後に

BPPVを除き，反復性めまいは心と体の疲れが誘因になっていることが多い．また，肩こり関連めまいのように原因が「肩こり，低血圧，循環不全」と複数関与する病態もある．心と体の調子を整えることができ，複数の原因に単剤もしくは2～3剤で対応できる漢方薬の有効活用が，今後のめまい診療の中心になるであろうと考えられる．

なお，耳鼻咽喉科医が受け入れやすいように"病名漢方で楽な診療"としたが，東洋医学的な病態把握は不要ということではない．すなわち，西洋医学的な病態と漢方薬を投与するべき患者の症候（いわゆる証）が一致している疾患があり，その場合に西洋医学病名で漢方薬を運用できるという

ことである．漢方薬の臨床応用が一般的でない疾病に漢方薬を投与する際には東洋医学的病態把握が必要であり，その臨床的蓄積によって本稿で提示したような病名漢方が一部の疾病で可能になる．

今後さらに，西洋医学的症候（病名）も漢方薬の「新しい証」とされて，西洋医学的臨床にも有効な「新しい病名漢方」が認知される努力が必要と考えている．

文 献

1) 藤田信哉：椎骨脳底動脈循環不全によるめまいの診断と治療．内藤　泰（編）：206-210，めまいを見分ける・治療する．中山書店，2012.
   Summary 耳鼻咽喉科で扱う VBI は「従来のVBI（vascular VBI）」よりも H-VBI が主であるとし，病態・診断・治療を解説．

2) 竹越哲男，小暮敏明：肩こり関連めまいに対する桂枝加苓朮附湯の有効性の臨床的検討．漢方と最新治療，26：155-161，2017.

3) 高橋正紘：メニエール病にみられる行動習慣の特徴．高橋正紘（編）：114-115，めまい診療のコ

ツと落とし穴．中山書店，2005.

4) 武田憲昭：めまい症．大森孝一（編）：217-219，今日の耳鼻咽喉科・頭頸部外科治療指針．医学書院，2018.
   Summary めまい症の発症機序としてストレスによる自律神経機能異常が椎骨動脈の血流の左右差を引き起こして生じる内耳・脳幹の循環不全を挙げている．

5) 日笠　讓，羽竹勝彦，日笠久美：ヒトの脳底動脈に対する釣藤散の影響．脈管学，27：453-456，1987.

6) 田中英高：子どものめまい—起立性調節障害を中心に．高橋正紘（編）：149-151，めまい診療のコツと落とし穴．中山書店，2005.

7) 伊藤文英：新しいめまいの診断と治療：10-16，診断と治療社，2011.
   Summary 低血圧を VBI の因子と考え40人の低血圧のめまい患者を検討．全例に両側ほぼ同等の低音部低下を認め，治療で改善を認めた．

8) 福武敏夫：めまい疾患の最新治療戦略—神経内科の立場から．日医雑誌，140：2115-2118，2012.

9) 城倉　健：脳卒中とめまい．日医雑誌，134：1485-1490，2005.

Monthly Book
ENT NI
エントーニ
No.218

大好評増刊号!!

2018年4月増刊号

耳鼻咽喉科における
新生児・乳幼児・
小児への投薬 ―update―

■編修企画　守本倫子（国立成育医療センター医長）
198頁，定価（本体価格5,400円＋税）

多くの小児患者を診るエキスパートの執筆陣が，実際の臨床で遭遇する小児患者への対応，
小児特有の耳鼻咽喉科疾患に対する薬物治療の最新知識などをわかりやすく解説！！

☆ CONTENTS ☆

Ⅰ．小児用の薬物の取り扱い
　子どもへの薬の上手な飲ませ方…………西海　真理
　薬剤剤形（シロップ，ドライシロップなど）の取り扱い
　　　　　　　　　　　　　　　　　……山尾　晶子ほか
　小児の検査で使用する鎮静方法…………遠山　悟史
Ⅱ．症状から処方する薬物
　透明の鼻水が止まらない…………………増田佐和子
　鼻がつまっていつも口を開けている……兵　　行義ほか
　黄色い鼻水と咳がでる……………………森　　恵莉
　下痢や便秘…………………………………清水　泰岳
　湿疹，皮膚の発赤…………………………野崎　　誠
　鼻出血………………………………………井上　真規ほか
　嘔吐，摂食嚥下障害………………………益田　　慎ほか
Ⅲ．耳鼻咽喉科疾患に対する薬物療法
　急性中耳炎…………………………………工　　穣
　滲出性中耳炎………………………………伊藤　真人
　慢性中耳炎…………………………………松澤　真吾ほか
　外耳道炎……………………………………有本友季子
　めまい（小児）薬物治療…………………五島　史行
　顔面神経麻痺………………………………馬場信太郎

　急性難聴……………………………………藤岡　正人
　化膿性耳下腺炎・流行性耳下腺炎………樫尾　明憲
　ガマ腫・唾石症……………………………鈴木　貴博ほか
　口内炎………………………………………橋本亜矢子ほか
　急性咽頭炎・周期性発熱症候群（PEAPA症候群）
　　　　　　　　　　　　　　　　　………原　真理子
　急性喉頭炎・急性喉頭蓋炎………………大村　和弘
　急性咽頭扁桃炎，伝染性単核球症，扁桃周囲膿瘍
　　　　　　　　　　　　　　　　　………木下　典子
　頸部リンパ節炎，深頸部感染症，咽後膿瘍
　　　　　　　　　　　　　　　　　………大原　卓哉
　亜急性甲状腺炎……………………………小森　　学
Ⅳ．合併症のある子に対する投薬
　抗てんかん薬を内服している場合………寺嶋　　宙
　原発性免疫不全症や移植後の免疫抑制薬服用中の
　　小児に対する投薬……………………河合　利尚
Ⅴ．他科と共同でみていく疾患
　血管腫………………………………………松島　可奈ほか
　髄膜炎………………………………………南　　修司郎
　先天性サイトメガロウイルス感染………安達のどかほか

全日本病院出版会
〒113-0033 東京都文京区本郷3-16-4　Tel:03-5689-5989
http://www.zenniti.com　Fax:03-5689-8030

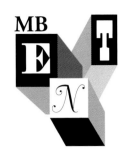

◆特集・耳鼻咽喉科と漢方薬―最新の知見―
耳管開放症

大田重人*

Abstract 耳管開放症の治療では，体重減少や低血圧，耳管周囲の脂肪減少，翼突筋静脈叢の圧低下などによる耳管閉鎖不全を考慮する．体重減少への対応や適切な水分摂取などの生活指導を基本としたうえで耳管や耳管周囲組織を増強する薬剤が望まれるが，西洋薬治療はやや困難である．漢方薬治療は耳管開放症を耳管のみでなく全身の「虚」:「気虚」「血虚」「津液枯燥」ととらえ全身状態から改善していく考え方で，「虚」を補う代表的な補剤である補中益気湯が注目されている．当科での耳管開放症確実例149耳の検討では，補中益気湯の有効率は59%であった．その他，「気鬱」が併存する場合の加味帰脾湯や「腎虚」を改善する八味地黄丸，「気血両虚」に対する十全大補湯も選択肢となる．耳管開放症を「虚証」と考え，全身の「虚」の改善を目指す漢方薬治療が期待される．

Key words 耳管開放症(patulous eustachian tube)，気虚(qi deficiency)，血虚(blood deficiency)，津液枯燥(fluid deficiency)，腎虚(kidney™ deficiency)，補中益気湯(Hochuekkito)

はじめに

耳管開放症は自声強聴や呼吸音聴取，耳閉感といった不快な耳症状が患者を悩ませる疾患である．最近は，テレビやインターネットを通じて耳管開放症が一般にも認識されるようになり，患者自ら耳管開放症を疑って耳鼻咽喉科を受診することも少なくない．しかし，耳管専門外来においても診断と治療に苦慮することも多い．「耳管開放症診断基準案2016」[1]により耳管開放症の診断方法が確立しつつある一方，治療については広く認められた確実な方法はないのが現状である．手術治療として耳管鼓室口への小林式耳管ピン挿入[2)3)]や自家軟骨挿入，耳管周囲への脂肪注入[4)]，耳管咽頭口結紮術[5)]などの有効性が報告されているが，耳管機能を専門としない一般耳鼻咽喉科医では施行することが難しい．耳管開放症の保存的治療においては，まず原因となっている背景因子を把握することが重要である．耳管開放症の背景因子として多いのは体重減少や低血圧で，耳管周囲の脂肪（オストマン脂肪体など）減少や翼突筋静脈叢の圧低下によって耳管の閉鎖力が低下するといわれている[6)]．体重減少への対応や適切な水分摂取などの生活指導を基本としたうえで，耳管や耳管周囲組織を増強する薬剤治療が望まれるが，アデノシン三リン酸（以下，ATP）[7)]の報告はあるものの現時点で西洋薬治療はやや困難である．一方，漢方薬治療においては耳管開放症を耳管のみでなく全身の「虚」ととらえ全身状態から改善していく考え方[8)9)]であり，耳管開放症の病因や病態を考えても理にかなっている．筆者自身は漢方専門医ではないが，耳管開放症に対する漢方薬治療の効果を実感している．本稿では，耳管開放症の西洋医学的な診断と治療も含めて漢方薬治療の自験例を述べる．

耳管開放症の診断

耳管開放症の診断には日本耳科学会耳管委員会

* Ohta Shigeto, 〒663-8501 兵庫県西宮市武庫川町1-1 兵庫医科大学耳鼻咽喉科・頭頸部外科，講師

表 1. 耳管開放症診断基準案 2016

確実例： 1+2+3
疑い例： 1+(2 or 3)
1．自覚症状がある
　自声強聴，耳閉感，呼吸音聴取の 1 つ以上
2．耳管閉塞処置(A または B)で症状が明らかに改善する
　A．臥位・前屈位などへの体位変化
　B．耳管咽頭口閉鎖処置(綿棒，ジェルなど)
3．開放耳管の他覚的所見がある(以下の 1 つ以上)
　A．鼓膜の呼吸性動揺
　B．鼻咽腔圧に同期した外耳道圧変動
　C．音響法にて①提示音圧 100 dB 未満または
　　②開放プラトー型

日本耳科学会ホームページよりダウンロードできる
2017 年 Auris Nasus Larynx に英語版が掲載されている

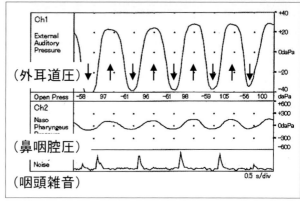

図 1．TTAG 法による開放耳管所見
鼻呼吸による鼻咽腔圧変動に同期した外耳道圧の変動がみられる

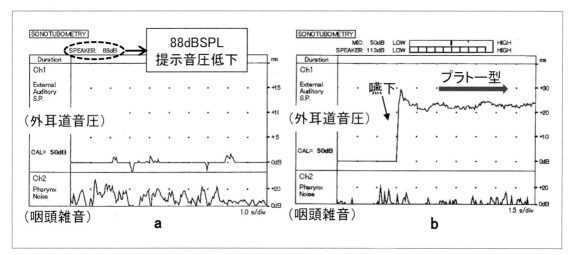

図 2．音響法による開放耳管所見
a：プラトー型．嚥下により開大した耳管が閉鎖せずに開放し続けるため，外耳道音圧上昇が持続する
b：提示音圧の低下．耳管が開放状態にあるため，提示音圧が 100 dB 未満と小さくなる

より「耳管開放症診断基準案 2016」(表 1)が提案され，2017 年 Auris Nasus Larynx に英語版が掲載されている[1]．耳管機能検査装置を持たない一般耳鼻咽喉科医でも臥位・前屈位などの体位変化あるいは耳管咽頭口閉鎖処置による症状の改善と併せて，鼓膜の呼吸性動揺を確認することにより診断が可能である．さらに，耳管機能検査装置による耳管開放症の所見として TTAG 法での鼻咽腔圧に同期した外耳道圧変動(図 1)，音響法での提示音圧 100 dB 未満(図 2-a)または開放プラトー型(図 2-b)を確認することにより確実例の診断率が上がる．当科では「耳管開放症診断基準案 2016」に加えて音響法を用いた体位変換耳管機能検査[10](図 3)を行っている．耳管開放症では，前屈位をとると耳管粘膜の浮腫や耳管周囲組織(特に翼突筋静脈叢)の血流増加により開放耳管が圧迫されて閉鎖し耳症状が改善する．体位変換耳管機能検査はその特徴を利用したもので，体位変換に伴う耳管の閉鎖・開放状態をより直接的に検出できる．また，体位変換のみで開放所見が得られない場合には体位変換後に嚥下運動を行わせると開放プラトー型所見を得られることがあり診断率が向上する．

耳管開放症の治療

耳管開放症治療の基本は，疾患について十分に理解させたうえで生活指導を行うことである．軽症例では突発的な耳管開放症状がなぜ起こるのか

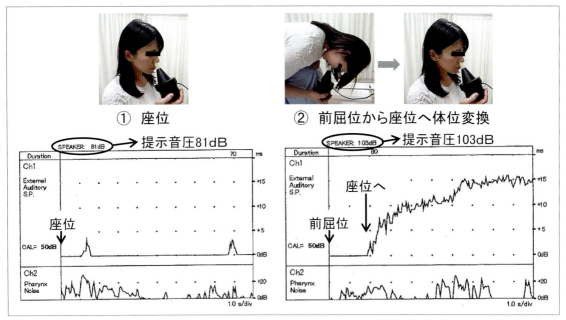

図 3. 音響法を用いた体位変換耳管機能検査
座位で 81 dB であった提示音圧が，前屈位で耳管が閉鎖すると 103 dB へ上昇している．次いで，前屈位から座位へ体位変換させると耳管の開放を反映した外耳道音圧上昇が認められている

（文献 10 より引用）

を理解するだけで安心し，症状を許容することができるようになる．日常生活においては，体重減少への対応や水分摂取，長時間立位の回避を指導する．また，鼻すすりにより不快な耳症状を改善させる鼻すすり癖がある場合には，陥凹性中耳疾患の原因となる可能性について説明し鼻すすりを禁止する．耳管開放症状が突発的に出現した場合は，前屈で症状改善効果があることを指導する．患者自身ができる自己処置としては，生理食塩水点鼻療法がある．座位にて後屈するか仰臥位で患側を下にして生理食塩水を点鼻すると，耳管咽頭口へ生理食塩水が流入し耳管が閉塞され症状が改善する方法で，約 6 割に効果が得られると報告されている[11]．その他の処置治療としては，耳管咽頭口より口腔用ジェルやルゴールなどを注入する方法，鼓膜パッチ，鼓膜換気チューブ留置などが試みられている．耳管開放症の内服治療として，漢方薬では加味帰脾湯[12]や補中益気湯[8,9]，西洋薬ではATP[7]の有効性が報告されている．当科では，まず全例に生活指導を基本として，内服治療（ATPやカリジノゲナーゼ，補中益気湯や加味帰脾湯などの漢方薬）を行い，症例によって生食点鼻を併用している．内服治療までで十分な効果が得られない症例に対して同意を得たうえで処置治療として 3 M テリストリップテープによる鼓膜パッチ[13]，口腔用ジェルによる内視鏡下耳管咽頭口閉鎖処置[14]を行っている．

耳管開放症に対する漢方薬治療

漢方医学的に病態を把握する方法として「気血水（津液）」という考え方がある[15]．生体は「気」「血」「水（津液）」の 3 要素が体内を循環することによって維持され，3 要素の過不足が病気の原因となると考える．「気」は生命活動を営む根源的エネルギー，「血」は生体を物質的に支える赤色の液体，「水（津液）」は生体を滋潤し，栄養する無色の液体である（図 4）．また病態把握に「虚実」の物差しがあり，「虚」は空虚のことで，体力が虚弱，脈が弱い，筋の低緊張の状態，「実」は充実を意味し，体力が充実，脈が強い，筋の過緊張の状態である．耳管開放症の病因・病態（体重減少，低血圧，脱水，翼突筋静脈叢の血流減少，オストマン脂肪体の減少など）から漢方医学的に考えると「気虚」「血虚」「津液枯燥」の状態であり局所および

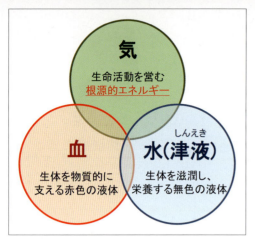

図 4. 生体を維持する 3 要素

全身の「虚」と判断される(図5).「虚」とは,「気血水」の何かが不足した状態であり,治療は不足を補うこととなる.耳管開放症に対して,「虚」特に「気虚」を補う補気剤として補中益気湯が注目されている[8)9)].その他に選択される漢方薬としては,以前から気血双補剤である加味帰脾湯が末梢血流増加作用や抗ストレス作用により有効である[12)]とされていて不安感や不眠といった「心血虚」の場合に適している.

代表的な 3 剤の有効性の検討

当科でこれまで投与してきた代表的な 3 剤,ATP および加味帰脾湯,補中益気湯の有効性を検討した.

1. 対象と方法

2013 年 4 月〜2017 年 5 月に当科で保存的治療を行った耳管開放症確実例 149 耳を対象とした.効果判定は,自覚症状聴取から無効(効果なし or 増悪),有効(少しでも改善あり),著効(1 ヶ月以上症状消失 or 著明改善)の 3 評価とした.生活指導のみで著効した症例は除外した.ATP,加味帰脾湯,補中益気湯のいずれかを 3 週間以上単独投与した症例を評価対象とし,薬剤の変更および投与順は問わず併用した期間は評価外とした.評価は処置治療を施行する前の段階で判定した.

2. 結 果

生活指導のみで 149 耳中 12 耳(8%)は著効となった.評価対象となった症例は ATP 128 耳,加味帰脾湯 77 耳,補中益気湯 46 耳であった.効果判定の結果,ATP は著効 17 耳(13%),有効 48 耳(38%),無効 63 耳(49%),加味帰脾湯は著効 7 耳(9%),有効 14 耳(18%),無効 56 耳(73%),補中益気湯は著効 8 耳(18%),有効 19 耳(41%),無効 19 耳(41%)であった(図 6).

3. 考 察

耳管開放症に対する漢方薬でこれまで最も用いられてきた加味帰脾湯について,石川[12)]は自覚症状で評価できた 66 例中,症状消失 36 例(54.5%),改善 14 例(21.2%),不変 16 例(24.2%),悪化 0 例(0%)で 50 例(75.8%)に有効であったと報告し

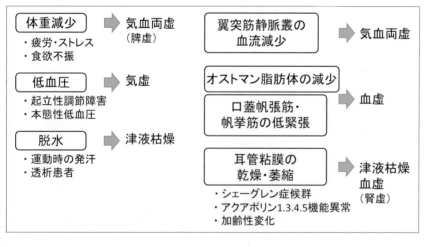

図 5.
耳管開放症の漢方医学的病態
耳管開放症は,局所および全身の「虚」と考えられる

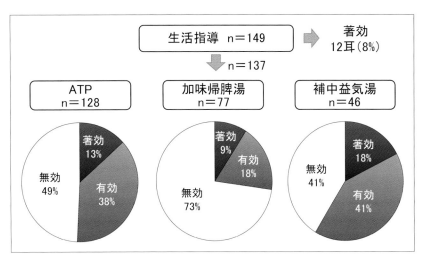

図 6.
ATP, 加味帰脾湯, 補中益気湯の有効性の検討
耳管開放症確実例 149 耳中, 12 耳(8%)は生活指導のみで著効し薬剤評価から除外された. それぞれの薬剤の変更および投与順は問わず併用した期間は評価外とし, 3 週間以上単独投与した症例を評価した

ているが, 75.8%の改善率の中には自然治癒やプラセボ効果が含まれている可能性を否定できないと考察している. 本検討では加味帰脾湯の有効率は 27%と低かったが, 薬剤投与前に十分な生活指導のみで経過観察することで自然治癒例を除外していることや前医で安定剤など何らかの薬剤投与がなされた無効症例の紹介も多いことが影響していると考えられた.

本検討では, ATP の有効率が 51%, 補中益気湯が 59%で同程度の有効率であった. ATP の有効性については, 松田ら[7]が自覚症状で 139 例中, 消失 14 例(10.1%), 軽快 92 例(66.2), 不変 30 例(21.6%), 悪化 3 例(2.2%)で有効率は 106 例(76.3%)と報告し, 外因性 ATP が耳管周囲の血流を増加させ, 耳管閉鎖圧の改善に効果を発揮している可能性を考察している. 補中益気湯については, 齋藤ら[8]が 10 例中で自覚症状消失 4 例(40%), 改善 1 例(10%), 不変 5 例(50%)で有効率 50%, 竹越ら[9]が 24 例中, 消失 7 例(29.1%), 改善 16 例(66.7%), 不変 1 例(4.2%)で有効率 95.8%と報告している. 補中益気湯による効果の機序として, 齋藤ら[8]は耳管の緊張亢進や食欲低下の改善により体重増加し耳管周囲の脂肪組織が蓄えられる可能性を推察している. 竹越ら[9]は早期の要因として①升提作用, ②トーヌス改善作用, 晩期の要因として, ③体重増加作用を述べている.

加味帰脾湯と補中益気湯の構成生薬は類似している(表 2). 補中益気湯では升麻(キンポウゲ科の

表 2. 加味帰脾湯と補中益気湯の構成生薬の比較

⑬ 加味帰脾湯					
黄耆	柴胡	酸棗仁	(蒼)朮	人参
茯苓	竜眼肉	遠志	山梔子	大棗
当帰	甘草	生姜	木香	

㊶ 補中益気湯				
黄耆	(蒼)朮	人参	当帰	柴胡
大棗	陳皮	甘草	升麻	生姜

サラシナショウマなどの根茎)の升提作用(柴胡, 黄耆との併用で増強)でエネルギーを頭部方向へ上げることによる耳管周囲の血流改善が期待される. 一方, 加味帰脾湯は精神安定の生薬が多く, より精神症状の強い症例に効果が期待される. 補中益気湯使用症例を図 7 に提示する.

その他の漢方薬

1. 八味地黄丸

腎虚(老化現象, 気力低下), 気血両虚に働く. 高齢者, 体力低下, 手足の冷え, 夜間頻尿, 口渇のあるものに適する. 地黄, 山茱萸, 山薬が水を保ち, 粘膜の萎縮や乾燥を改善させる働きがあるため加齢による耳管粘膜の萎縮や乾燥の改善に期待される. 竹越ら[9]は補中益気湯のみで改善が乏しい耳管開放症に八味丸(八味地黄丸とほぼ同じ)を併用することで効果があったと報告している. 抗加齢効果が期待される補腎剤としては, 牛車腎気丸や六味丸がある. 八味地黄丸に牛膝と車前子

症例：54歳，女性
主訴：左耳の耳閉感、自声強聴、呼吸音聴取
既往：なし
問診：食欲不振あり、体重減少あり、臥位で症状改善あり

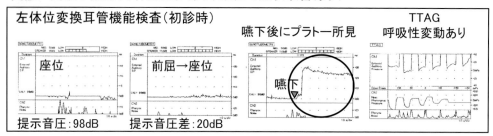

・補中益気湯7.5g/日　3週間で症状改善

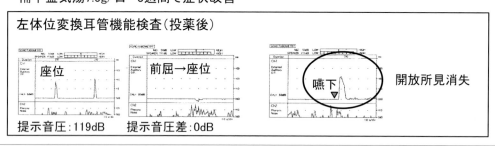

図 7. 症例（補中益気湯）
左耳管開放症（確実例）．補中益気湯7.5g/日3週間で症状は改善し，体位変換耳管機能検査でみられた開放所見は消失した

症例：80歳，女性
主訴：右耳の耳閉感、自声強聴、呼吸音聴取
既往：胃がん術後（胃全摘）
問診：体重20Kg減少、臥位で改善あり、口腔乾燥あり

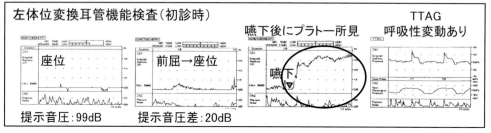

・補中益気湯7.5g/日＋八味地黄丸7.5g/日　3ヶ月で改善

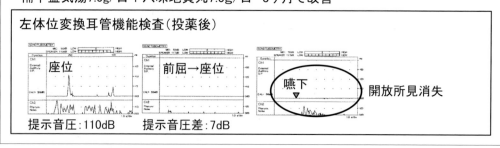

図 8. 症例（補中益気湯，八味地黄丸の併用）
胃がん術後の左耳管開放症（確実例）．補中益気湯のみで改善が乏しく，高齢で口渇を伴っていたことから八味地黄丸を併用したところ3ヶ月で症状は改善し，体位変換耳管機能検査でみられた開放所見は消失した

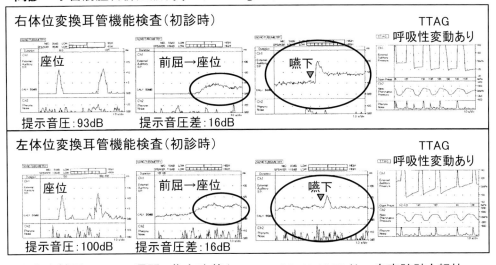

図 9. 症例(十全大補湯)
子宮筋腫合併妊娠の出産後に貧血を伴った両側耳管開放症(確実例).出産後の体力低下(気虚),貧血(血虚)から十全大補湯を使用し,自声強聴は軽快した.投薬後に体位変換耳管機能検査は施行できていない

を加えた牛車腎気丸は水分代謝の悪い場合(口腔は乾燥しているが,下肢は浮腫んでいる状態)に,八味地黄丸から体を温める附子と桂枝を除いた六味丸はほてりが強い場合に考慮される.八味地黄丸使用例を図 8 に提示する.

2．十全大補湯

大病(癌など)や術後でかなり体力低下していて特に貧血などの血虚がある場合には,十全大補湯を考える[15].十全大補湯は補気剤の基本方剤である四君子湯と補血剤の基本方剤である四物湯が基となった代表的な気血双補剤であり,貧血を伴った体力低下のある耳管開放症に有効性が期待できる.ただし,補血作用のある地黄や当帰は胃もたれを起こすことがあるため,消化器機能の低下している場合には,消化器機能を改善する補中益気湯(補中:おなか(中)を補う)を最初に投与した後に十全大補湯への変更あるいは併用を検討するほうがよいと考える.十全大補湯使用例を図 9 に提示する.

3．麦門冬湯,白虎加人参湯

耳管開放症に口腔乾燥を認めることがあり,シェーグレン症候群の関連についても報告されている[6].口腔乾燥に対する漢方薬としては,麦門冬湯や白虎加人参湯がよく用いられる[16].麦門冬湯は乾性咳嗽の治療として広く用いられ,気道粘膜を潤す作用がある.東洋医学的には肺を潤す津液不足により咳や痰が生じやすくなり,胃の津液不足により口渇,唾液減少,食欲低下などが起こりやすくなる.主な生薬である麦門冬が肺や胃に津液を与え,人参,大棗,粳米,甘草が気を補いつつ,消化器の機能を向上することにより咳だけでなく口腔乾燥にも応用される.シェーグレン症候群への有効性も報告されている[17].

白虎加人参湯は口渇やほてりを鎮める白虎湯に人参を加えたもので,比較的体力がある人に用いる.耳管開放症を「虚証」ととらえるのであれば,麦門冬湯がよいと思われる.向精神薬の抗コリン作用による唾液分泌減少などの薬剤性口腔乾燥の

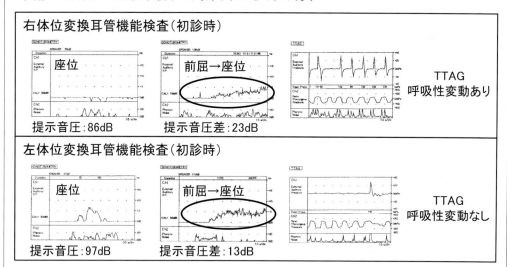

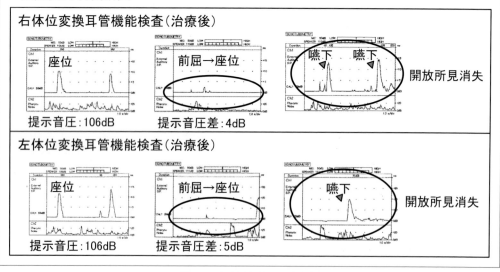

図 10. 症例（白虎加人参湯）
シェーグレン症候群に合併した両側耳管開放症（確実例）．麦門冬湯から白虎加人参湯へ変更し内服継続のまま耳管咽頭口への口腔用ジェルによる閉鎖処置を行い開放症状はコントロール可能となった．体位変換耳管機能検査でみられた開放所見は消失した

場合には白虎加人参湯が第一選択薬となる．白虎加人参湯の作用機序としてムスカリン M3 受容体の活性化を介してアクアポリン 5 の発現が増悪することにより唾液分泌が亢進すると報告されている[18]．マウス耳管のアクアポリン発現様式を解析した研究においては，耳管粘膜上皮細胞の頂面にアクアポリン 5 が，基底側面にアクアポリン 3 および 4 が発現し，漿液腺細胞にもアクアポリン 5

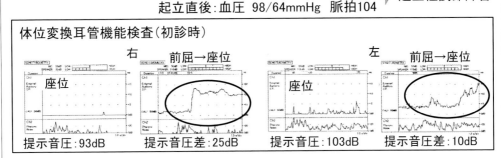

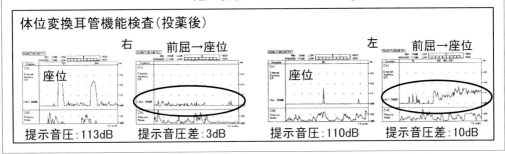

図 11. 症例（半夏白朮天麻湯）
起立性調節障害によるめまいを伴った両側耳管開放症（右確実例，左疑い例）．半夏白朮天麻湯3ヶ月内服でシェロングテストは陰性化し，開放症状と立ちくらみは改善した．体位変換耳管機能検査でみられた右側の開放所見は消失した

が豊富に発現していることを報告している[6]．アクアポリン5の減少が関連しているとされるシェーグレン症候群においても耳管内腔の分泌液減少あるいは性状の変化をもたらし，耳管開放の病態に寄与している可能性が示唆されている．これらの病態を踏まえるとシェーグレン症候群に合併した耳管開放症への白虎加人参湯の有効性が期待される．麦門冬湯および白虎加人参湯使用例を図10に提示する．

4．半夏白朮天麻湯

耳管開放症にめまいを伴う場合には低血圧や起立性低血圧のあることが多い．半夏白朮天麻湯は体力が低下し疲れやすい，冷え症，胃腸虚弱な人のめまい，立ちくらみに使用される．多田[19]は加味帰脾湯が無効であった耳管開放症24例に半夏白朮天麻湯を併用投与し，著効13例（54.2％），有効6例（25.0％），無効5例（20.8％）で，投与後に体重や血圧の有意な上昇があったと報告し，耳管開放症に半夏白朮天麻湯が有効である可能性を示している．半夏白朮天麻湯使用例を図11に提示する．

まとめ

耳管開放症の診断には，耳管開放症診断基準案2016に加えて音響法を用いた体位変換耳管機能検査が有用である．耳管開放症の保存的治療は病態を把握したうえでの生活指導が基本であるが，病態を「虚証」と考え「虚」を補う漢方薬（補剤）の効果が期待される．

参考文献

1) Kobayashi T, Morita M, Yoshioka S, et al：Diagnostic criteria for Patulous Eustachian Tube：A proposal by the Japan Otological Society. Auris Nasus Larynx, **45**：1-5, 2017.
Summary 日本耳科学会耳管委員会により提案された「耳管開放症診断基準案2016」が英文で報告されている.

2) Sato T, Kawase T, Yano H, et al：Trans-tympanic silicone plug insertion for chronic patulous Eustachian tube. Acta Otolaryngol, **125**：1158-1163, 2005.

3) Kikuchi T, Ikeda R, Oshima H, et al：Effectiveness of Kobayashi plug for 252 ears with chronic patulous Eustachian tube. Acta Otolaryngol, **137**：253-258, 2017.

4) Doherty JK, Slattery WH：Autologous fat grafting for the refractory patulous eustachian tube. Otolaryngol Head Neck Surg, **128**：88-91, 2003.

5) Takano A, Takahashi H, Hatachi K, et al：Ligation of eustachian tube for intractable patulous eustachian tube：a preliminary report. Eur Arch Otorhinolaryngol, **264**：353-357, 2007.

6) 小林俊光：耳管閉鎖障害の臨床, 第106回日耳鼻宿題報告モノグラフ. 笹氣出版印刷, 2005.

7) 松田雄大, 守田雅弘, 大石直樹ほか：耳管開放症におけるアデノシン三リン酸(ATP)の治効. 耳鼻臨床, **105**：721-727, 2012.
Summary 耳管開放症139例中, 消失14例, 軽快92例, 不変30例, 悪化3例でATPの有効率は76.3%と報告している.

8) 齋藤 晶, 竹越哲男：耳管開放症が疑われた症例に対する漢方治療 日東医誌, **63**：336-339, 2012.
Summary 耳管開放症10例中, 症状消失4例, 改善1例, 不変5例で補中益気湯の有効率は50%と報告している.

9) 竹越哲男, 小暮敏明, 齋藤 晶：耳管の検査と処置―私の方法 (III)漢方治療医(耳鼻咽喉科漢方医)として. MB ENT, **201**：47-52, 2017.
Summary 耳管開放症24例中, 消失7例, 改善16例, 不変1例で補中益気湯の有効率は95.8%と報告している.

10) 大田重人, 桂 弘和, 池畑美樹ほか：耳管開放症に対する音響法を用いた体位変換耳管機能検査. Otol Jpn, **25**：800-804, 2015.
Summary 耳管開放症の新しい検査方法として音響法を用いた体位変換耳管機能検査を考案し, その有用性を示している.

11) Oshima T, Kikuchi T, Kawase T, et al：Nasal instillation of physiological saline for patulous eustachian tube. Acta Otolaryngol, **130**：550-553, 2010.

12) 石川 滋：耳管開放症に対する薬物療法の試み―加味帰脾湯の使用経験―. 耳鼻臨床, **87**：1337-1347, 1994.
Summary 耳管開放症66例中, 症状消失36例, 改善14例, 不変16例で, 加味帰脾湯の有効率は75.8%と報告している.

13) 稲垣 彰：耳管の検査と処置―私の方法 (II)鼓膜パッチ療法の立場から. MB ENT, **201**：39-46, 2017.

14) 菊地俊晶：「治療に苦慮する耳科疾患」(ここまでは診療所レベルで対応したい)：耳管疾患 耳管開放症の診断と治療～660例の経験より～. Otol Jpn, **24**：257-261, 2014.

15) 寺澤捷年：JJNブックス 絵で見る和漢診療学. 医学書院, 1996.

16) 五島史行：口腔乾燥症. MB ENT, **185**：66-69, 2015.

17) 大野修嗣, 土肥 豊：シェーグレン症候群の唾液分泌障害に対する麦門冬湯の効果. 口咽科, **2**：51-57, 1990.

18) Yanagi Y, Yasuda M, Hashida K, et al：Mechanism of salivary secretion enhancement by byakkokaninjinto. Biol Pharrn Bull, **31**：431-435, 2008.

19) 多田直樹：耳管開放症に対する半夏白朮天麻湯の効果(会議録). Otol Jpn, **19**：580, 2009.

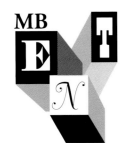

◆特集・耳鼻咽喉科と漢方薬—最新の知見—

滲出性中耳炎に対する五苓散の効果

松本恭子*

Abstract 漢方治療は従来の治療では改善困難な，長期化・再発化する難治例にとても向いていると考える．中耳炎に対する漢方治療では，反復性中耳炎に対する十全大補湯などエビデンスレベルが高い報告もある．本稿では従来の治療では改善困難な難治性滲出性中耳炎に対し，五苓散を使用した効果を症例とともに報告する．漢方薬の作用機序は未知な部分も多いが，五苓散のアクアポリン(aquaporin；AQP)を介する水分代謝作用や炎症反応抑制作用のように，メカニズムが解明されてきている部分もあり，研究も進んでいる．耳鼻咽喉科領域でも様々な疾患で治療に苦慮する例を経験するが，従来の治療で改善が難しい症例の治療を考えるうえで，漢方治療はより活躍する可能性があると考える．

Key words 漢方治療(Kampo treatment)，滲出性中耳炎(otitis media with effusion；OME)，五苓散(Goreisan)，難治性(refractory)，アクアポリン(aquaporin；AQP)

はじめに

近年，各科領域で漢方薬の使用が増加してきている．耳鼻咽喉科領域でも従来の西洋薬の治療や外科的治療で治癒し得ない多くの疾患で，漢方薬が使われるようになっている．中耳炎に対しての漢方治療は，小児急性中耳炎に対する十全大補湯や滲出性中耳炎に対する柴苓湯，成人滲出性中耳炎に対する小青竜湯と越婢加朮湯の併用などの報告がある[1〜3]．

急性中耳炎診療ガイドライン 2018 年版や小児滲出性中耳炎診療ガイドライン 2015 年版にも記載があり推奨されているが[4,5]，使用頻度としてはまだ低い．本稿では，従来の治療法では改善困難であった小児難治性滲出性中耳炎に対し，漢方薬(五苓散)を使用し，治療が奏功した症例を報告し，その有効性，可能性を考察する．

五苓散

五苓散は日常診療で汎用されている漢方薬の1つである．名前の通り，五種の生薬(桂皮，蒼朮(または白朮)，沢瀉，猪苓，茯苓)からなる(図1)．漢方薬の中では代表的な利水剤である．五苓散は細胞膜に存在する水チャネルであるアクアポリン(aquaporin；AQP)を介した水分代謝作用と炎症抑制作用の2つの作用がある[6]．体内の水分代謝異常を調整し，浮腫状態では利水作用，脱水状態では抗利尿作用を発揮する．頭痛，悪心・嘔吐，腹痛，下痢，めまい，浮腫などに使われる．証については体質にかかわらず広く用いられることから，臨床応用は広く，各科領域で使われている(表1)．耳鼻咽喉科領域では水分調整という観点からめまい，低音障害型感音難聴，メニエール病などに多く投与され効果を認めている．

---

* Matsumoto Kyoko, 〒101-0063 東京都千代田区神田淡路町 2-25 神尾記念病院耳鼻咽喉科

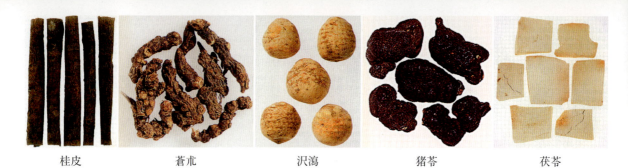

図 1. 五苓散(Goreisan) 構成生薬
桂皮：1.5，蒼朮：3，沢瀉：4，猪苓：3，茯苓：3の割合で調合される

表 1. 各科領域における五苓散の臨床応用例

高齢者	浮腫，脱水，電解質管理，嘔吐など
脳外科	脳浮腫，慢性硬膜下血腫，頭痛など
循環器	心不全，胸水のコントロールなど
消化器	胃炎，下痢，腹水のコントロールなど
腎臓内科	透析を含む腎不全の浮腫，電解質管理など
整形外科	腰痛，四肢の浮腫など
婦人科	冷え性，妊婦時の体液管理，月経前緊張症など
泌尿器	尿量の減少など
耳鼻科	めまい，難聴の管理など

（文献7より引用）

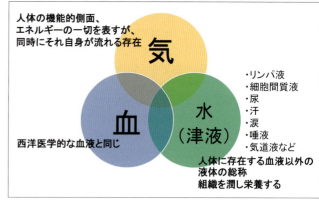

図 2. 漢方において生体を構成する主要な成分
（文献8より引用）

漢方薬の選択

漢方薬は体質や症状に合ったものでないと，十分な効果を発揮することはできない．その体質を見極めるのが難しいが，漢方で診る体質の分け方は，「証」と「気・血・水」の概念が重要となる（図2）．「証」は体力・抵抗力を「虚」「実」に分け，「気・血・水」はそのバランスを診る．

滲出性中耳炎は，「鼓膜に穿孔がなく，中耳腔に貯留液をもたらし難聴の原因となるが，急性炎症症状すなわち耳漏や発熱のない中耳炎」と定義される[5]．

滲出性中耳炎に対する漢方薬の選択にあたって，アプローチの方向は様々あると思うが，今回，滲出性中耳炎は漢方学的に「気・血・水」のうち「水」のバランスが悪くなっていることに着目し，利水剤の代表である五苓散をまず選択した．「証」についてはあまり考慮しなかったが，長引く疾患をもつ小児は，「虚弱である」と思っている．滲出性中耳炎の治療効果報告としては，五苓散と小柴胡湯の合剤である柴苓湯の報告[2]があるが，五苓散のみの水分代謝調整作用および炎症抑制作用でも十分効果を発揮するのではないかと考え，また，五苓散は甘草が入っていないため副作用の観点からもより使いやすいという考えから選択理由とした．

難治性滲出性中耳炎に対する五苓散の使用の実際

滲出性中耳炎は日常診療において頻繁に経験する疾患である．自然軽快や保存的治療でその多くが改善するが，中には保存的治療の効果がなく，鼓膜換気チューブ留置やアデノイド切除などの外科的治療を試み，その後も何度もチューブ留置を繰り返している症例，癒着性中耳炎症例，後遺症（鼓膜の菲薄化・アテレクタシス（接着），石灰化など）を伴う症例もあり，長期化・再発化し，治療に難渋する例も少なくない．

今回，従来の治療で効果のない小児難治性滲出性中耳炎に対し五苓散を使用した．

表 2. 五苓散を使用した滲出性中耳炎の 10 症例

症例	漢方内服開始年齢	性別	内服前聴力（4分法）	内服後聴力（4分法）	内服期間	処方漢方	判定
①	7歳	女	右38.8 dB 左41.4 dB	右8.8 dB 左12.5 dB	約10ヶ月	五苓散	効果あり
②	6歳	男	右27.5 dB 左22.5 dB	右6.3 dB 左11.3 dB	約3ヶ月	五苓散	効果あり
③	4歳	女	右43.8 dB 左47.5 dB	右13.0 dB 左17.5 dB	約2ヶ月	五苓散	効果あり
④	5歳	女	右22.5 dB 左22.5 dB	右42.5 dB 左30.0 dB	約3ヶ月	五苓散	無効
⑤	11歳	男	右27.5 dB 左23.8 dB	右3.8 dB 左6.3 dB	約1ヶ月	五苓散	効果あり
⑥	2歳	男		TG：B型(左)	10ヶ月	五苓散	無効 右tube挿入中
⑦	1歳	女		TG：A型 (→のちにB型)	約1ヶ月	五苓散	効果不明
⑧	5歳	男	右48.8 dB 左37.5 dB	右15.0 dB 左20.0 dB	約7ヶ月 (途中中止)	五苓散	効果不明
⑨	4歳	男	右31.3 dB 左21.3 dB	右11.3 dB 左13.8 dB	約1ヶ月	五苓散	効果あり
⑩	6歳	男	TG：両B型	TG：右A型 左B型	約6ヶ月	五苓散	効果あり？

1．対象

2014年4月～2017年末までの期間で，過去に内服および外科的治療の既往があり，再度鼓膜換気チューブ留置術予定の難治性滲出性中耳炎の児．

2．方法

西洋薬の保存的治療に効果が乏しく，外科的治療（鼓膜切開，鼓膜換気チューブ留置，アデノイド切除など）の既往もあり，再度鼓膜換気チューブ留置を検討している児に対し五苓散を処方した．

一定期間（約2週間以上）内服でき，4週間以上経過を観察できた10児を鼓膜の状態，聴力改善（純音聴力検査，ティンパノメトリーなど）などで評価し検討した（表2）．

3．結果

10症例のうち，確実に効果があったと思われる症例は5例であった．3例は五苓散内服中に状態が変動した1例，状態は改善しているが服用中断もあり効果が不確かな1例，一側のみ改善した1例であり，それらは効果不明とした．無効例は2例であった．

症例提示

表2のうち症例①，②を提示する．

症例①：7歳11ヶ月，女児

【主　訴】 聞こえにくい．

【既往歴】 低出生体重で出生（新生児仮死あり）．

【家族歴】 なし．

【中耳炎に対する外科的治療歴】

・鼓膜切開術：約6回以上（当院では3回）

・鼓膜チューブ挿入：2回（2歳10ヶ月時，4歳5ヶ月時）

・アデノイド切除術（4歳5ヶ月時）

【現病歴】 生直後より中耳炎を反復し，近医で加療していた．当院初診は1歳1ヶ月．主に近医で加療し，チューブ留置必要時など紹介受診する形であった．

【経過①】 X年4月4日（6歳8ヶ月時）

滲出性中耳炎に対し，近医よりチューブ留置の検討を勧められて久しぶりに受診（チューブ脱落から1年3ヶ月後）．

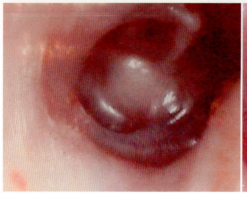
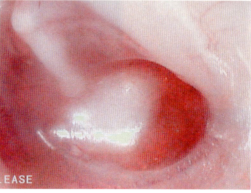

a. 右耳　　　　　　　　　　　　b. 左耳

図 3. 症例 1(X 年 4 月 4 日)
両耳とも著しく陥凹し, 一部癒着あり. 滲出液も認める

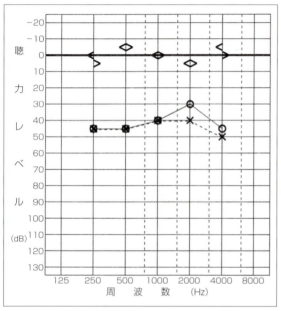

図 4. 症例 1(X 年 4 月 4 日)
純音聴力検査(4 分法)

(1) 現　症

耳:鼓膜は薄く, 両耳とも鼓膜は強く陥凹し一部癒着している. 滲出液も認める(図 3).

鼻:粘調鼻汁少し.

(2) 検　査

・純音聴力検査(4 分法)(図 4).
・ティンパノメトリー:右 B 型, 左 B 型

(3) 治　療

かなり聴力が悪いので, 外来にて鼓膜切開を行い, 近医で処方の抗菌薬(マクロライド), 去痰薬, 抗アレルギー薬継続内服支持し, 加えて五苓散を処方.

【経過②】 X 年 5 月 13 日

切開後ずっと調子がいい. 「聞こえない」と言わなくなった.

五苓散もきちんと内服できている.

(1) 耳鼻科所見

鼓膜:右鼓膜は著しく陥凹し, まだ一部癒着しているが, 含気も認められるようになった.

左鼓膜は含気良好で, 滲出液減少(図 5).

鼻:鼻汁なし.

(2) 検　査

・純音聴力検査(4 分法)(図 6)
・ティンパノメトリー:右 C 型, 左 C 型

(3) 治　療

五苓散のみ継続処方.

【経過③】 X 年 10 月 15 日

「また聞こえない」という.

五苓散はなくなってから内服していない.

近医より再度チューブ留置を勧められたと受診.

(1) 耳鼻科所見

耳:強い癒着を認め, 癒着あるいはアテレクタシスを認める. 再び滲出液も認める(図 7).

鼻:鼻汁なし.

(2) 検　査

・純音聴力検査(4 分法)(図 8)
・ティンパノメトリー:右 B 型, 左 B 型

(3) 治　療

五苓散を処方. 改善しなければチューブ留置も検討.

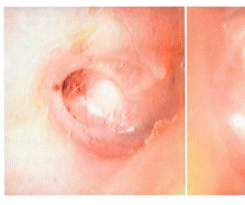
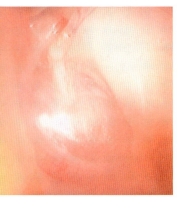

図 5.
症例1(X年5月13日)
　a：右耳
　b：左耳
右耳は強く陥凹して一部癒着あるが，少し含気もみられる．左耳は含気を認める

図 6.
症例1(X年5月13日)
純音聴力検査(4分法)

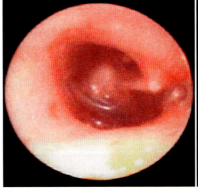
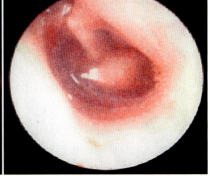

図 7.
症例1(X年10月15日)
　a：右耳
　b：左耳
両耳とも鼓膜は強く陥凹し，癒着あるいはアテレクタシスを認める．再び滲出液も認める

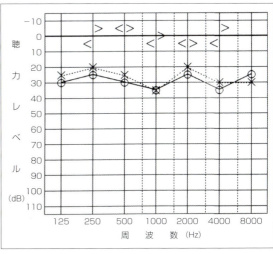

図 8.
症例1(X年10月15日)
純音聴力検査(4分法)

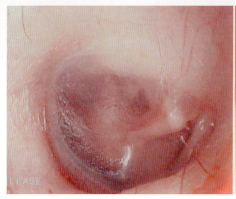 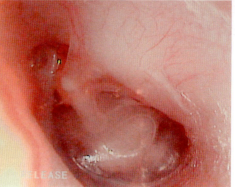

図 9.
症例1(X+1年2月4日)
a：右耳
b：左耳

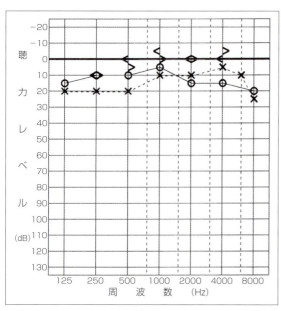

図 10. 症例1(X+1年2月4日)
純音聴力検査(4分法)

【経過④】 X+1年2月4日
久しぶりの受診.
児「ずっと調子がいい」
母「ここのところ聞こえている」
五苓散はしばらく継続していたが，今は時々内服している.
(1) 身体所見
　耳：右は癒着がなくなり，含気良好．左は陥凹認め一部癒着あり．含気はあり(図9).
　鼻：鼻汁なし.
(2) 検　査
　・純音聴力検査(4分法)(図10)
　・ティンパノメトリー：右A型，左C型
(3) 治　療
　経過良好のため，五苓散を処方．適宜内服とした．⇒その後受診なし.

症例②：6歳，男児
【主　訴】 言葉が遅い・発達が遅い.
【既往歴】 特になし.
【家族歴】 なし.

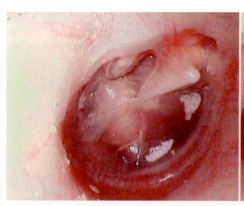 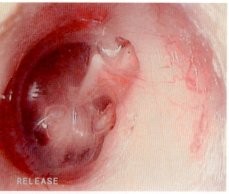

図 11.
症例2(X年12月21日)
a：右耳
b：左耳

【現病歴】 2歳6ヶ月時（初診），「ことばが遅い」「発達が遅い」と発達相談センターより紹介受診．

初診時より滲出性中耳炎を認めた．また，口呼吸で涎も多く，いびき・無呼吸があった．体重増加不良，食が細い．

アデノイド肥大・扁桃肥大を認めた．

【中耳炎に対する外科的治療歴】
・鼓膜チューブ留置術：2回（2歳10ヶ月時，3歳1ヶ月時）
・口蓋扁桃摘出術およびアデノイド切除術（2歳10ヶ月時）

【経過①】 X年12月21日

6ヶ月ぶりに受診（チューブ脱落1年半後）．

母は「聞こえている」というが滲出性（癒着性）中耳炎あり．

(1) 身体所見

耳：鼓膜は両側とも菲薄し，一部癒着およびアテレクタシス，石灰化もあり．

滲出液も認める（図11）．

鼻：鼻汁なし．

(2) 検査
・純音聴力検査（4分法）（図12）
・ティンパノメトリー：右B型，左B型

(3) 治療

まず西洋薬1週間処方

【経過②】 X年12月26日受診

改善ない．

(1) 身体所見

耳：鼓膜所見は，1週間前と変化なし．

(2) 治療

五苓散を処方．

【経過③】 X+1年2月16日

久しぶりに受診．

ずっと調子よく，「よく聞こえている」「就学前の検査でも大丈夫だった」

五苓散は年末まで内服していた．

(1) 身体所見

耳：両耳とも鼓膜は菲薄しているが，癒着・アテレクタシスは改善している．含気あり（図13）．

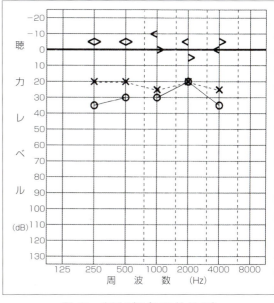

図 12．症例2（X年12月21日）
純音聴力検査（4分法）

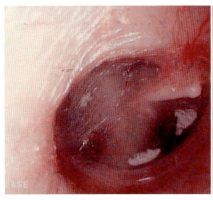
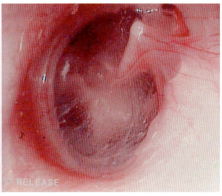

図 13．
症例2（X+1年2月16日）

鼻：鼻汁なし．

(2) 検査

・純音聴力検査(4分法)(図14)
・ティンパノメトリー：右A型，左A型

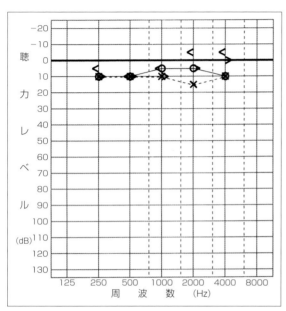

図 14．症例 2(X+1 年 2 月 16 日)

(3) 治療

改善し，現在も現状維持できているため，適宜漢方内服とした．⇒現在受診なし．

考　察

今回，難治性滲出性中耳炎に対して五苓散を使用し治療を行ったが，効果を得た症例も多かった．

五苓散にはAQPを介した水分代謝作用と抗炎症作用の2つの作用があることが近年の基礎的研究でわかってきている[6]．

AQPは，現在までに13種類のアイソフォームが同定されている[9](表3)．めまいや，難聴などへの効果は内耳に存在するAQP2, 4, 5が関与していると考えられている．また，気道，鼻にはAQP2, 4, 5の存在が報告されている．中耳に関してはその存在報告はまだないが，耳管粘膜のAQPの存在の報告はある[10]．滲出性中耳炎への五苓散の効果は，このAQPを介しての作用が働いて効果を得たものと推測する．

表 3．ヒトAQP類の体内分布，欠損マウスの表現型および機能調節薬に期待される薬効

AQP	水透過性	体内分布	欠損マウス表現型	機能調節薬に期待される薬効
AQP0	低	レンズ(眼球)	白内障	
AQP1	高	赤血球，肺，腎，脳，眼球，血管内皮	尿量増加	利尿(阻害薬)
AQP2	高	腎	尿量増加	利尿(阻害薬)
AQP3	高	皮膚，腎，肺，眼球，消化管	尿量増加，皮膚乾燥	利尿(阻害薬) 皮膚保湿(亢進薬)
AQP4	高	腎，脳，肺，消化管	脳浮腫形成抑制	抗脳浮腫(阻害薬)
AQP5	高	唾液腺，汗腺，肺	唾液分泌低下，汗分泌低下，気道液分泌低下	抗口渇，鎮咳・去痰(亢進薬)
AQP6	低	腎		
AQP7	高	脂肪組織，腎，精巣	グリセリン代謝異常，脂肪細胞肥大	抗肥満(亢進薬)
AQP8	高	腎，肝，膵，消化管，精巣	精巣肥大	
AQP9	低	肝，白血球，脳，精巣		
AQP10	低	消化管		
AQP11	?	脳，肝，腎	多嚢胞腎	
AQP12	?	脾		

(文献9より引用)

もちろん五苓散の効果が不確か，あるいは無効な例もあった．こういった効果無効な症例に関しては，五苓散を中止し，チューブ留置術をした例もあるが，方向性を変えて他の漢方薬（補気剤など）に変更して中耳炎改善の効果を得た症例も少なくなかった[11]．

漢方薬は未知な部分も多いが，その作用機序の中には，難治性疾患に対する新たな治療法を考えるうえでの重要な概念が隠されていることも考えられ，今回，難治性滲出性中耳炎への五苓散が奏効したように，従来の治療で改善しない症例には治療の1つとして漢方薬を用いた治療も検討する余地が大いにあると考える．

参考文献

1) 丸山裕美子，星田　茂，伊藤真人ほか：小児反復性中耳炎に対する十全大補湯の効果．耳鼻臨床，**100**(2)：127-135, 2007.
　Summary　十全大補湯を用いて，小児中耳炎に有益な効果があるかを評価した報告である．投与群では中耳炎が有意に減少し，十全大補湯は反復性中耳炎の有効な治療法の1つであると述べている．

2) 佐藤宏昭，中村　一，本庄　巌ほか：滲出性中耳炎へのツムラ柴苓湯の治療効果．耳鼻臨床，**81**：1383-1387, 1988.

3) 井上裕章：成人滲出性中耳炎急性例に対する小青竜湯・越婢加朮湯併用投与の即効性．耳鼻と臨床，**47**：361-366, 2001.
　Summary　成人滲出性中耳炎急性例を対象として，小青竜湯と越婢加朮湯の併用投与の効果を，西洋薬治療群を対照として検討した報告である．漢方薬投与群は，滲出液を消失させ耳症状を改善させる効果が高く，かつ速効性があると結論づけている．

4) 日本耳科学会，日本小児耳鼻咽喉科学会，日本耳鼻咽喉科感染症・エアロゾル学会（編）：小児急性中耳炎診療ガイドライン2018年版：76-77，金原出版，2018.

5) 日本耳科学会，日本小児耳鼻咽喉科学会（編）：小児滲出性中耳炎診療ガイドライン2015年版：44，金原出版，2015.

6) 磯濱洋一郎：アクアポリンを介した五苓散の水分代謝調節作用と炎症反応抑制作用．Science of Kampo Medicine 漢方医学，**37**(2)：120(40)-126(46), 2013.

7) 秋下雅弘：長寿社会を支えるために．北島政樹（監）：140-152, Kampo Science Visual Review 漢方の科学化．ライフ・サイエンス，2017.
　Summary　高齢者は，個人差が大きく，生理機能の低下や記憶力の低下，複数の慢性疾患をもつ特徴がある．高齢者医療において，患者全体を診断する点や個別性を重視する点など，多くの点で漢方医療は適し，有効性が期待されていると述べている．

8) 磯濱洋一郎：漢方薬のユニークな作用を担う薬理学的標的分子．日本小児漢方交流会（企・編）：6-29，小児疾患の身近な漢方治療14，メジカルビュー社，2016.

9) 磯濱洋一郎：漢方薬の作用機序―五苓散の作用とアクアポリン．小児科診療，**77**(8)：995-999, 2014.

10) 高橋　悦：耳管開放症と耳管の水分代謝―マウス耳管におけるアクアポリンの発現様式とシェーグレン症候群患者の耳管開放症．http://hdl.headline.net/10097/51064

11) 山本千賀：長引く疾患治療のコツ　漢方治療．MB ENT，**86**：70-76, 2008.
　Summary　長年経験された，小児の慢性耳科疾患に対して症例を提示しながら漢方治療の実際を報告している．小児に対する漢方治療の優れた点，有効性を述べている．

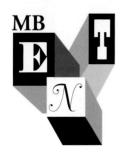

◆特集・耳鼻咽喉科と漢方薬—最新の知見—
アレルギー性鼻炎をはじめとする鼻炎に対する東洋医学的アプローチ

菊島一仁*

Abstract 東洋医学で局所の病変を捉える時，全身のシステムの異常が局所に出現している可能性を常に意識して診断を行っていることが特徴の1つである．耳鼻咽喉科医は日常的に鼻粘膜を観察する．いつも見慣れている鼻粘膜の所見から東洋医学的に鼻の生理機能と，それに基づいた鼻炎の発症機序を考察した．そこから得られた気・血・水の状態と体内の機能異常を起こしている五臓部位を断定し，鼻炎治療に有効な漢方薬選択について解説した．具体的には鼻炎一般に繁用される代表生薬である麻黄の特徴をはじめ，膿性鼻汁，水様性鼻汁，鼻閉などの個々の症状に対する治療に必要な生薬の特徴から，代表的な漢方薬を列挙した．麻黄について着目してみると，含有成分であるプソイドエフェドリンが配合されたディレグラ配合錠®はアレルギー性鼻炎重症例に推奨されている薬剤である．本稿では耳鼻咽喉科医が特に治療に難渋する機会が多い重症のアレルギー性鼻炎に対してディレグラ配合錠®と漢方薬の併用，具体的には通年性の重症例に対する真武湯との併用についての治療成績を提示する．

Key words 東洋医学(oriental medicine)，気，血，水，五臓(Core, Blood, Water, Viscera)，鼻炎治療(rhinitis treatment)，麻黄(Ehedra herb)，ディレグラ配合錠®(Diregura blended goods)，真武湯(Shinbu-to)

はじめに

鼻炎は耳鼻咽喉科診療において最も取り扱う機会の多い疾患である．表1に示す疾患分類がなされているが[1]，予後良好な疾患であるにもかかわらず，アレルギー性鼻炎をはじめとして治療抵抗性の症例も多く経験される．鼻炎の慢性化は副鼻腔炎への進展，中耳，咽喉頭，下気道への影響のみならず，睡眠障害，頭痛，めまいなどの原因にもなりうる可能性もあり，決して看過できない疾患である．

こうした治療抵抗性の症例に対して漢方薬が有効な症例を多く経験する．今回，東洋医学的視点から鼻粘膜の生理機能と鼻炎の病態を考察し，難治性の鼻炎症例に対して有効な漢方薬の選択に関して言及する．

東洋医学で考える鼻

東洋医学では，人体は気，血，水(津液)の3つの物質で構成され，図1で示す5臓の相互作用によって生成，貯蔵，運搬されると考える[2)3)]．気血水の関係は血水の物質的な基礎をもとに発現する人体の生理活動を気としている．図1には各臓の現代医学的視点からの生理機能も示した[2]．それによると鼻は5臓の「肺」に属する(肺は鼻に開竅する)．肺(lung)，鼻(nose)，皮膚(skin)はいずれも東洋医学の「肺」の機能に属し，呼吸機能，体液代謝，体温調節，免疫機能を担い，3大Ⅰ型アレルギー疾患(気管支喘息，アレルギー性鼻炎，アトピー性皮膚炎)の発現部位にも相当する．

図2に現代医学の鼻の生理機能を東洋医学の気血水の視点で解説した．現代医学の知見からも鼻

---

* Kikushima Kazuhito, 〒409-3843 山梨県中央市西花輪3599-10 菊島耳鼻咽喉科医院，院長／〒170-0037 東京都板橋区小茂根1-27-16-301 予防医療臨床研究会，専任講師

表 1. 鼻炎の分類

1．感染性	a．急性，b．慢性
2．過敏性非感染性	
a．複合型（鼻過敏症）：	
ⅰ）アレルギー性：通年性アレルギー性鼻炎，季節性アレルギー性鼻炎	
ⅱ）非アレルギー性：血管運動性（本態性）鼻炎，好酸球増多性鼻炎	
b．鼻漏型：味覚性鼻炎，寒冷吸入性鼻炎，老人性鼻炎	
c．うっ血型：薬剤性鼻炎，心因性鼻炎，妊娠性鼻炎，内分泌性鼻炎，寒冷性鼻炎	
d．乾燥型：乾燥性鼻炎	
3．刺激性	a．物理性鼻炎，b．化学性鼻炎，c．放射線性鼻炎
4．その他	a．萎縮性鼻炎，b．特異性肉芽腫性鼻炎

（文献1より）

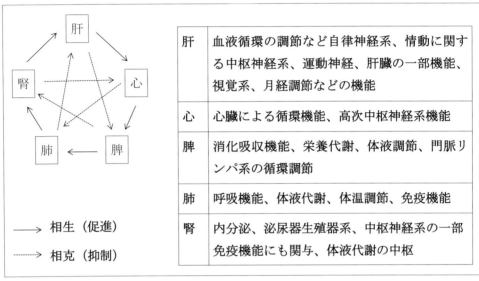

図 1. 五臓の相互関係と生理機能
（文献2より）

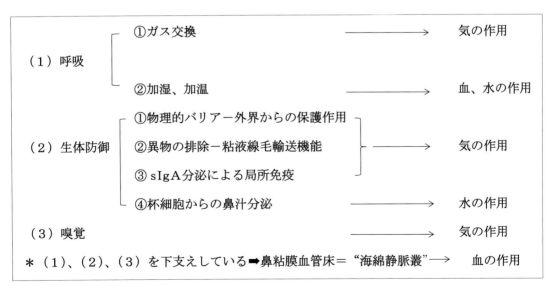

図 2. 鼻の生理機能

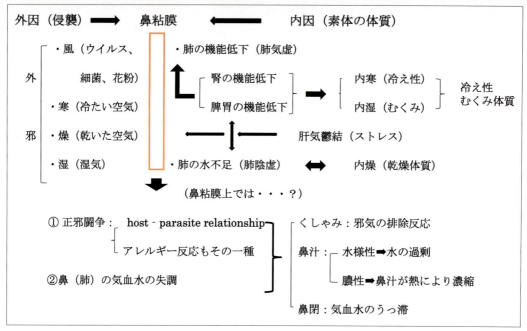

図 3. 東洋医学的鼻炎の発症メカニズム

腔においては豊富な血管網，特に海綿静脈叢が加温に，また鼻腺から分泌される粘液および上皮下毛細血管からの漏出液による大量の水分は加湿に関与し，その結果，加温・加湿された空気を形成することで，下気道を保護している[4]．つまり，鼻は血と水の役割が気(呼吸)の生成のために特に重要な臓器と考えられる．

もう1つの重要な機能として生体防御機能がある．東洋医学における気の生理機能は推動，温煦，防衛，固摂，気化とされている[2)3)]．鼻においては狭くて複雑な構造による外界からのバリア，粘液線毛輸送系による異物の排除，sIgA 分泌による局所免疫，鼻汁分泌によって外界からの病的異物(東洋医学では外邪)から生体を防御している[5)]．これらはまさに気の生理機能を代表していると言える．

東洋医学的鼻炎の発症メカニズム

鼻の生理機能を踏まえたうえで東洋医学的鼻炎の発症メカニズムを考えたい．図3に発症メカニズムのシェーマを示した．東洋医学では発症要因として外来性の生体侵襲因子を外因，体内の臓器機能の失調の結果生じる因子を内因としている．生理機能が保たれていれば生体侵襲因子の曝露を受けずにいるが，そのバランスが崩れると感染症やアレルギー疾患にみられる正邪闘争と肺の機能失調としての症状(くしゃみ，鼻水，鼻閉)が発現してくる．特に図1に示す五臓の相互関係から脾と腎の関与が肺の機能に影響を与えるという視点が重要である．脾と腎は気血水生成の重要臓器である．気血水の3つが生理機能上重要な鼻においてはその影響が顕著に認められる．もう1つ特にストレスフルな現代社会において肝の機能の異常が脾機能の抑制(ストレス性の胃腸障害)をもたらすばかりでなく肺の機能にも影響をもたらす[3)]．心因性鼻炎にみられる鼻粘膜の著明なうっ血所見が該当するかと思われる．

鼻炎における鼻粘膜の東洋医学的解釈

東洋医学においては体徴(体の外側から観察できる所見)と症状を，東洋医学理論を根拠に分析し，総合判断したものを「証」と表現する[2)3)]．西洋医学における診断学に相当する．鼻炎において耳鼻咽喉科医は直接鼻粘膜を観察できるので，鼻粘膜の状態を東洋医学的にどのように解釈するかが重要なポイントなる．

図4に鼻粘膜の色調による粘膜上での気血水の状態を考察してみた．色調の分類は鼻アレルギー

```
          ┌─ ① 熱を帯びている（熱証）―炎症（発赤、腫脹、発熱、疼痛、機能障害）
赤：気血の過剰→┤  ②気血のうっ滞―ストレス、頭熱足寒を生じる病態
          └─ ③ 胃熱の上昇―ＧＥＲＤ

薄赤：正常→病的解釈としては寒証体質に気血の過剰が加わった病態

    （冷え症体質の風邪、冷え症体質にストレスが加わったなど）

蒼白：水の過剰（鼻粘膜が水過剰）→冷症体質→脾気虚（胃腸虚弱）、腎陽虚（冷えむくみ）

＊気血が多いと粘膜は赤くなり、水が多くなると白くなる
```

図 4. 鼻炎における鼻粘膜の東洋医学的解釈

表 2. 鼻炎治療に繁用される生薬

鼻閉	辛夷(温)，細辛(温)，白芷(温)，麻黄(温)，薄荷(涼)
膿性鼻汁	黄芩(寒)，山梔子(寒)，連翹(寒)，石膏(寒)，知母(寒)
水様性～粘性鼻汁	半夏(温)，陳皮(温)，茯苓
排膿	白芷(温)，薏苡仁(寒)，桔梗
活血	川芎(温)

( )：鼻粘膜に対する作用，温：温める，寒・涼：冷ます

（文献 6 より）

診療ガイドラインの局所所見の程度分類に準じている[1]．前述の通り，鼻は外気の加温のため血管網が豊富に発達している．一方，加湿のため大量の水が分泌されていることから水も豊富に存在する．そのバランスが保たれている状態が薄赤の状態，つまり正常な鼻粘膜と考える．正常状態から気血が多いと熱を持ち赤くなり，水が多いと冷えて白くなる．ウイルスなどの侵襲が起これば鼻粘膜は炎症を起こし，結果，粘膜は発赤する．一方，アレルギー性鼻炎の重症度分類において重症例以上の鼻粘膜は蒼白で粘膜腫脹が著しい所見を呈する[1]．図 1 に示す体内の体液（水）代謝に関係する臓である肺，脾，腎に異常をきたすと水が多く存在する部位での水の停滞がみられる．水の過剰状態を生じる結果，鼻汁量は増加し，粘膜下の水の停滞による著明な腫脹を認め，水が多いため冷えて蒼白を呈する．ガイドラインに準じても治療効果が認められない症例は鼻以外の水液代謝にかかわる脾，腎の機能低下をきたしている可能性が考えられる．こうした難治例に対しても脾，腎の機能低下を改善する漢方薬を選択すると著明な改善

を認める症例を多く経験する．具体的な治療薬は後述する．

東洋医学では腹診，脈診，舌診により得られる情報が重要視される．鼻粘膜の東洋医学的診断意味に関しては確立されたものはないが，全身の気血津液の状態を考えるうえで，鼻疾患以外にも例えばめまいや耳鳴り，難聴，頭痛など我々耳鼻咽喉科医が取り扱う疾患の診断と治療薬としての漢方薬選択にも有力な情報となる症例を多く経験する．鼻の診察はまさに耳鼻咽喉科医の特権とも言える．

漢方薬による鼻炎治療の実際

前述した鼻の生理，鼻炎の病理および鼻粘膜の所見から得られた情報を分析した結果，鼻炎の様々な症状に対して有効な生薬を表 2 にまとめた[6)~10)]．漢方薬の生薬構成から具体的な運用に関して解説したい．

1. 麻黄含有製剤

麻黄は外邪の侵襲により破綻した鼻粘膜の機能を賦活化する第一選択薬である．麻黄の効能に関

表 3. 麻黄の効能と相互作用

効能	組み合わせ	鼻炎における作用機序	漢方薬
発汗解表	＋桂枝	→鼻粘膜を温めて血流を改善し気血のうっ滞を解消することで鼻閉を改善	葛根湯(加川芎辛夷) 麻黄湯(＋杏仁) 小青竜湯 麻黄附子細辛湯
	＋細辛	→血流改善，血管透過性亢進抑制	
宣肺平喘 止咳	＋杏仁	→鎮咳作用，降気作用(線毛運動の改善(？))	麻杏甘石湯 五虎湯
	＋石膏	→清熱(消炎，解熱，鎮痛作用)，炎症性の血管透過性亢進の抑制	
利水消腫	＋白(蒼)朮	→血管透過性亢進の抑制	越婢加朮湯(＋石膏)

して表3にまとめた[6]~[12]．麻黄にはエフェドリン，プソイドエフェドリンなどのエフェドリン系アルカロイドが含有されている．アレルギー性鼻炎重症例の選択薬にもなっているディレグラ配合錠®に含まれているプソイドエフェドリンの薬理作用は①交感神経を賦活化(防御機能を促進)，②気管支平滑筋弛緩作用，③利尿効果が挙げられている[11][12]．含有されている成分からも花粉症を含めた炎症性の鼻炎におけるくしゃみ，鼻漏，鼻閉に対して麻黄が有効であることは薬理作用からも当然と言える．

一方，東洋医学は年月をかけ麻黄と他の生薬との配合によって様々な薬理作用を発揮するという経験的知見を得た．鼻粘膜の色調から麻黄と配合する生薬の選択について考えてみたい．

1) 鼻粘膜が薄赤～蒼白

麻黄の元来有する作用に桂枝を加えると発汗解表の効果が増強される．発汗解表とは風邪の初期に汗が出なくて(無汗)，悪寒，発熱が著しい時，麻黄＋桂枝を配合した漢方薬で強力に体を温め発汗させることで解熱させる発汗法の配合である[6]~[10]．基本は風寒邪(冬季の感冒)で，寒風を受けて鼻の粘膜が冷やされ機能低下した鼻粘膜に対してウイルスなどの侵襲を受けて発症した鼻炎に対して広く適応される．鼻においては鼻粘膜を強力に温めることで血流を改善し，血管透過性の亢進を抑制することで効果を発揮する[7][8]．葛根湯が代表的薬剤だが，鼻粘膜上での炎症が強まると粘膜は赤味成分が増え鼻閉が強まる傾向を認める．そのため炎症性鼻炎一般には鼻の開竅作用(鼻閉

改善)のある辛夷と鼻粘膜血流を改善する(活血作用)川芎が配合されている葛根湯加川芎辛夷が選択される．

鼻粘膜の冷えが強い(より蒼白傾向)場合は大量の水様性鼻汁の漏出もみられるため，葛根湯の生薬構成から生姜をより全身の温め効果を強めた乾姜に変え，さらに細辛も加えて温性を高め，収斂(水を固める)作用を有する五味子を加えることで水様性鼻汁の減少を目的とした小青竜湯や，麻黄＋細辛＋附子のシンプルな生薬構成だがより強力な温性作用を有する附子を配合してさらに温め効果を上げた麻黄附子細辛湯を選択する[6][8]．鼻粘膜が蒼白で難治性の鼻閉例に対して短期的には小青竜湯＋麻黄附子細辛湯が著効するが，動悸や不眠などの副作用も多く出現するので短期投与にとどめることが望ましい．

2) 鼻粘膜が赤

麻黄の鼻粘膜を温める作用に対して鼻粘膜を冷やす働きを有する石膏との配合は一見相反する作用に考えられるが，本来は止汗作用を目的として配合された組み合わせである[6]~[10]．麻黄＋桂枝の発汗作用の逆である．インフルエンザのような下気道を直接障害するような病原性の強い外邪の場合，発症初期の無汗発熱の状態から急速な炎症の進行により発汗が始まる．発汗しているときに麻黄＋桂枝の配合を続けるとさらに発汗を促進させてしまい，結果，脱水状態をきたし重篤化させる可能性がある．麻黄＋桂枝＋杏仁の配合である麻黄湯はインフルエンザの治療薬として推奨されているが，各漢方薬メーカーは添付文書にインフル

エンザの初期と限定して勧告しているのはこのためである．したがって，いったん発汗を認めれば麻杏甘石湯や五虎湯といった麻黄＋石膏で発汗を抑え麻黄＋杏仁で鎮咳作用を強化するという必要性が出てくる．

鼻炎に対して石膏は鼻粘膜を冷やし（清熱作用）かつ血管透過性の亢進を抑制する効果も有しているので，鼻の炎症性疾患による粘膜の発赤，腫脹，鼻汁の減少を期待できる[7)10)]．五虎湯は麻杏甘石湯に桑白皮という清熱，鎮咳，利水効果を有する生薬を加えたもので，水分含有量の多い小児においては，急性鼻副鼻腔炎，喀痰量の多い急性気管支炎ばかりでなく，急性中耳炎にも抗生剤と併用することで短期間に改善を認める症例を多く経験する．

さらに炎症性の粘膜浮腫による鼻閉が著しい症例では麻黄＋石膏に白（蒼）朮を加えた越婢加朮湯を選択すると短期間で鼻症状を改善できる[6)~10)]．白（蒼）朮は胃腸機能を改善する目的で使用される生薬で胃腸機能改善薬の多くに含有されている．鼻炎の病理で解説したように胃腸機能が低下すると水の吸収排泄障害をきたすため水の多い部位を中心に様々な症状が出現する．メニエール病によく使用される五苓散にも配合されている生薬である．麻黄＋白（蒼）朮の組み合わせはともに利水作用（むくみ改善）を有しているので関節水腫などに有効とされているが[6)8)]，鼻炎においても粘膜浮腫による鼻閉に効果を認める．アレルギー性鼻炎をはじめ急性鼻炎全般で，鼻粘膜の発赤腫脹が著しい症例には越婢加朮湯は有用な治療薬としてお勧めしたい．

アレルギー性鼻炎に対して麻黄含有製剤は前述の通り有効性の高い治療薬の１つと考えられる．しかし，基本的には外邪（鼻粘膜侵襲因子）による急性の気道粘膜疾患治療のために作られたものと考えられる．一方，アレルギー性鼻炎は罹病期間が２ヶ月以上に及ぶ，いわば遷延性から慢性の鼻の炎症性疾患でもある．

アレルギー性鼻炎に対して抗ヒスタミン薬などのアレルギー疾患治療薬と併用することで難治例において極めて有効な症例を多く経験するも，１ヶ月近くも漫然と使用した結果，鼻粘膜は逆に乾燥傾向を認める可能性が懸念される．抗ヒスタミン薬などの鼻アレルギー疾患治療薬も同様に鼻粘膜に対して乾燥性に働く．麻黄の含有量の多い麻杏甘石湯，麻黄湯，越婢加朮湯などは動悸，不眠などの交感神経刺激作用による副作用，小青竜湯は甘草の含有量が多いので長期投与によるむくみ，乏尿，血圧上昇などの副作用を認める症例を経験する．漢方薬は決して副作用が少ない治療薬ではない．さらに鼻粘膜の状態に相反するような誤った投与法によっては副作用の出現だけにとどまらず症状の重篤化もきたすこともある．アレルギー性鼻炎治療の際には症状増悪時に短期間投与する，ないしは頓用使用するなどの配慮も必要となる．

2．麻黄剤以外の鼻炎治療薬

鼻炎治療を考えるとき，炎症が強いと粘膜は強く熱を帯び，鼻汁は濃縮されて膿性を呈し，さらに粘膜の障害が進行する．したがって，その熱を冷ます生薬が必要となる．膿性鼻汁は鼻粘膜の直接の侵襲要因となるので速やかに鼻から排出する必要があり，排膿作用が低下している場合は促進する生薬も必要となる．また，元々胃腸虚弱（脾虚証）や代謝機能が低下した冷え症体質（腎陽虚証）では鼻粘膜に水が停滞しやすいためその根本要因に対処する必要がある．東洋医学では化湿といって停滞した水を処理する生薬を用いる．

1）清熱薬

熱を帯びた鼻粘膜に対して清熱作用を有する生薬は石膏の他に黄芩，連翹，山梔子，知母でいずれも鼻粘膜に対して寒性（清熱）に作用する．慢性鼻副鼻腔炎に頻用される辛夷清肺湯は石膏，黄芩，山梔子，知母が配合されている他，鼻づまりの用薬と言われる辛夷が配合されている．清熱すると気化熱が生じるため鼻粘膜は乾燥傾向に傾くが，麦門冬，百合などを配合して乾燥を防いでいる[6)7)]．長期投与の必要性を考慮した生薬配合と考

えられる．急性の感染症では鼻粘膜の発赤腫脹が著しく膿性鼻汁を呈する場合は辛夷清肺湯に麻杏甘石湯を配合すると著効する[6]．石膏の量が増えるが石膏は水を増やす作用を有しているため鼻粘膜の乾燥は生じにくい．冷え症体質に炎症が加わると鼻粘膜は薄赤色と一見正常粘膜色を呈するが，鼻閉が強ければ葛根湯加川芎辛夷を，大量の粘性鼻汁を認める場合は小青龍湯を併用すると短期間に鼻症状の改善が期待できる．

黄芩，山梔子，連翹，薄荷の清熱薬の他に，鼻閉改善薬の白芷，粘膜血流改善効果のある川芎，排膿作用を有する桔梗が配合されている清上防風湯は感染症による急性鼻副鼻腔炎に抗生剤と併用する他，花粉症でも鼻粘膜が発赤し，眼や顔面全体の瘙痒感を伴う症例にはアレルギー治療薬と併用すると症状の著明な改善を得られる[6][7]．鼻炎に合併した鼻出血がみられる症例では黄芩，山梔子が配合されている黄連解毒湯も頻用される漢方薬の1つである．鼻粘膜の発赤と，舌体特に舌尖が赤く，舌苔が黄色で厚い症例には著効する．

慢性鼻副鼻腔炎の治療薬として荊芥連翹湯も推奨される漢方薬の1つである[6]．前述の黄連解毒湯に四物湯という血を増やす漢方薬が合方された温清飲を基本骨格に計17種類の生薬を少量ずつ配合して作られている．当院では比較的使用頻度は低いが難治性の慢性鼻副鼻腔炎や上気道炎を反復する通年性のアレルギー性鼻炎症例の体質改善に有効な症例を経験している．

清熱剤として紹介してきた漢方薬は鼻粘膜が赤色を呈していることが特徴だが，同様に赤色を呈する鼻炎としてうっ血型鼻炎と乾燥性鼻炎も挙げられる．うっ血型を呈する鼻粘膜は瘀血という血が停滞した所見として表現される特徴を有す[2][3]．赤に暗色が加わった暗紅色ないしは紫色を呈する暗紫色の粘膜を認める．こういった鼻粘膜を呈する症例では自覚症状としての鼻症状を訴えることがなく，頭痛，肩こり，めまい，耳鳴りなどを訴えて受診されることが多い．

ストレス，子宮筋腫などの骨盤内のトラブル，冷えのぼせなどが原因していることが多く，ストレス関係では大柴胡湯，抑肝散（加陳皮半夏），柴胡加竜骨牡蛎湯など，子宮関係では桂枝茯苓丸，桃核承気湯，通導散を，冷えのぼせには牛車腎気丸などを選択する[6]～[10]．

また，乾燥性鼻炎には麦門冬湯が有効だが，効果不十分の症例も多く，咽頭の乾燥，乾性咳嗽を認める症例には滋陰降火湯，全身の乾燥症状が強ければ麦門冬湯に六味丸を合方すると効果が高まる[6]～[10]．

2）水湿代謝改善薬（鼻内の余分な水を取り除く）

（1）水液代謝改善薬

消化器機能の低下や新陳代謝が低下した冷え症体質による水の代謝障害は鼻粘膜に水液の停滞をきたし，その結果鼻粘膜は蒼白で浮腫状の腫脹を呈し，大量の水様性鼻汁に悩まされる．

消化器機能が低下した脾虚型，新陳代謝が低下した冷え症体質を腎陽虚型，両者が合併した脾腎両陽虚型と病型分類する．

脾虚型に対してはアレルギー性鼻炎治療薬としてもしばしば紹介される苓甘姜味辛夏仁湯，嗅覚障害に有効性が認められている当帰芍薬散を，腎陽虚型では八味地黄丸，脾腎両陽虚型では真武湯，桂枝加朮附湯を選択する．

（2）二陳湯処方を中心に

水の代謝障害が長期化した結果生じた病理産物を東洋医学では痰飲と呼んでいる[2][3]．鼻粘膜の浮腫状の腫脹はまさに痰飲が鼻粘膜に停滞した状態と考えられる．また，めまいの主な原因はこの痰飲の停滞によって引き起こされるとも考えられている[2][3]．痰飲は生じた部位の気血の運行を妨げるので障害部位で熱を帯びる．したがって，鼻粘膜は白色に赤ないしは暗赤色が徐々に加わってくる．痰飲を取り除く代表的な漢方薬は半夏＋陳皮＋茯苓＋甘草＋生姜の生薬で構成されている二陳湯で，多くの漢方薬にこの二陳湯の処方構成が組み込まれている[6]．表2には水様性から粘性の鼻汁に対して有効な生薬に半夏・陳皮・茯苓が挙

げられているが，まさに二陳湯の構成生薬である．茯苓は前述の白（蒼）朮と同様，消化管機能が低下した際に生じる消化管内および全身の組織間内に停滞する水を血管内に引き込み利尿させて排除し，消化管機能を改善する用薬である[6)7)]．半夏は胃の蠕動運動の低下を改善する他，痰の多い咳嗽の減痰と止咳作用も有す[6)7)]．陳皮も同様に胃腸機能の改善，喀痰の減少作用を有しており，これらの 3 つの生薬の配合によって胃腸機能が低下した結果，気道（鼻〜咽喉頭〜気管支）に生じた痰（飲）を取り除く漢方薬と考えられる[6)〜8)]．

この二陳湯に人参・白（蒼）朮・茯苓・甘草の 4 生薬で構成される消化機能改善の基本薬である四君子湯を合わせたものが六君子湯で，当院でも頻用される漢方薬の 1 つである．その他，耳鼻咽喉科領域で頻用される二陳湯含有漢方薬は，認知症にも使用される抑肝散に二陳湯を合わせた抑肝散加陳皮半夏，メニエール病をはじめとするめまい治療に頻用される半夏白朮天麻湯，耳鳴り治療にあまりにも有名な釣藤散，インフルエンザなどの気道感染症罹患後の難治性の湿性咳嗽に使われる竹筎温胆湯が挙げられる[6)]．鼻症状の訴えがなくても，鼻粘膜の浮腫状の腫脹がみられれば，主訴であるめまい，耳鳴り，湿性咳嗽治療に用いると，多くの症例で鼻粘膜の腫脹の改善に伴い症状の改善を得られることを経験する．

しかし，アレルギー性鼻炎重症例ではアレルギー治療薬にこれらの水湿代謝改善薬を併用しても十分な治療効果を得られない症例も多く，そこに麻黄含有製剤を併用すると有効性が高まる症例もあるが，逆に複雑な生薬構成となる結果，十分な効果を得られない症例も多くみられる．その問題を解決してくれたのが次に紹介するディレグラ配合錠® の登場である．

ディレグラ配合錠® について

2013 年 3 月よりアレルギー性鼻炎治療薬として麻黄の含有成分であるプソイドエフェドリンと抗ヒスタミン薬のフェキソフェナジンの合剤である

ディレグラ配合錠® が登場した．鼻アレルギー診療ガイドライン 2016 では重症例に対する治療薬として推奨されている薬剤である[1)]．このディレグラ配合錠® と漢方薬を併用することで治療抵抗性の重症例の治療効果が格段に高まった．

プソイドエフェドリンは麻黄の薬効としては十分に担保されているほか，エフェドリンよりも心血管系および中枢神経刺激作用が軽減されているため，ディレグラ配合錠® のプソイドエフェドリン量は 1 錠 60 mg，1 日量が 240 mg と高用量使用が許されている[11)12)]．

したがって，花粉の曝露による鼻粘膜上での機能障害は高用量のプソイドエフェドリンとフェキソフェナジンで十分に対処できるため，中等症はもちろん重症例においてもディレグラ配合錠® 単独でも十分な治療効果を得られる．ディレグラ配合錠® で効果不十分な症例では鼻粘膜の状態と全身的要因を検討して，必要な漢方薬を選択すれば症状所見の改善が容易に得られ，さらに服用期間の短縮が期待できる．

具体的には鼻粘膜の発赤が強ければ辛夷清肺湯や清上防風湯を，湿の停滞による鼻粘膜の腫脹が改善しなければ六君子湯を，胃腸機能が弱く鼻汁過多には苓甘姜味辛夏仁湯を，冷え症体質には八味地黄丸，両者の合併には真武湯といった併用を行う．

そこで当院において通年性のアレルギー性鼻炎重症例に対してディレグラ配合錠® と真武湯の併用効果について検討した．

真武湯の生薬構成は茯苓・白（蒼）朮・芍薬・生姜・附子で，少陰の葛根湯とも称されるように脾腎両陽虚証の代表的治療薬である[6)]．耳鼻咽喉科領域の疾患では，起立性調節障害の頭痛，めまいや低音障害性感音性難聴にみられる耳閉感にも有効な薬剤の 1 つとして当院においても頻用される漢方薬で，生薬構成を考えると少し温陽効果が弱い反面，長期投与での安全性が担保されているので非常に使いやすい漢方薬である．

対象は 2016 年 6〜12 月まで当院を初診され，病

歴検査所見から通年性アレルギー性鼻炎と診断し，東洋医学的には脾腎両陽虚と診断した 30 例で，内訳は年齢 24〜52 歳，男性 6 例，女性 24 例，下鼻甲介粘膜が蒼白で粘膜腫脹の程度が鼻アレルギー診療ガイドライン局所所見で（#）の重症以上を対象とし，服用開始 1 ヶ月での効果を判定した．

効果判定項目として ① 自覚症状としてのくしゃみ，鼻汁量，鼻閉に対する満足度評価（満足，やや満足，不満）で満足としたもの，② 他覚所見として下鼻甲介粘膜の腫脹が（＋），ないし（−）まで改善したもの，③ 副作用なし，以上の①，②，③ のすべての項目を満たした症例を有効とした．

結果は服用開始 1 ヶ月で ① 満足度は 26 例（86.7％），② 他覚所見改善度は 21 例（70％），③ 副作用なし 28 例（93.3％），総合判定では 30 例中 20 例（66.7％）の有効性を認めた．

副作用は 2 例でいずれも動悸，不眠でそのうち 1 例は途中で服用を中止した．効果不十分の 9 例中 4 例に対して改めて東洋医学的診断をやり直し当帰芍薬散に変更したところ有効性を認めた．

初診時の漢方薬選択が適切に行われていた場合ディレグラ配合錠® ＋漢方薬併用で，30 例中 25 例（83.3％）と極めて高い有効性を認めたことになる．また，懸念される副作用に関しても，黒野ら[13]の使用成績調査や鈴木ら[14]の 8 週間の長期投与の結果などと同様に当院においても安全性の面で問題ないことが確認された．

ディレグラ配合錠® と漢方薬との併用が注目される疾患として，アレルギー疾患と鼻閉を有する遷延性〜慢性咳嗽（後鼻漏症候群，アトピー咳嗽，咳喘息）が挙げられる．鼻閉は one airway one disease の概念からも[15]下気道病変に重大な影響を与え，自験例においても遷延性〜慢性咳嗽の難治例には，鼻閉合併症例が多く治療上の盲点ともいえる．

多くの症例では鼻閉による後鼻漏の存在が疑われるので湿性咳嗽が良い適応と考えられる．その際も鼻粘膜の色調を参考にすると併用する漢方薬が容易に決定できる．咳嗽以外の消化器系や新陳代謝の低下などを参考に当院では鼻粘膜が赤色で膿性痰の症例には清肺湯ないしは竹茹温胆湯，鼻粘膜が薄赤には六君子湯ないしは柴朴湯，鼻粘膜が蒼白なら苓甘姜味辛夏仁湯ないしは八味地黄丸を選択する．いずれの漢方薬も鼻閉改善効果も有しており，鼻閉の改善とともに咳嗽の消失を認める．今後，咳嗽治療にもディレグラ配合錠® と漢方薬の併用は大いに検討されるべき治療法と考えている．

漢方薬の副作用について

麻黄含有製剤のところでも触れたが，漢方薬も決して副作用の少ない治療薬ではない．麻黄による副作用は前述した通りで他にも黄芩による乾燥性咳嗽，肝機能障害も少なくない．また，甘草は 1.5 g 程度でもむくみや乏尿，血圧上昇などの偽アルドステロン症をきたした症例もある．3 g を超えると発現頻度が高まるので 2 種類の漢方薬を併用する際には特に注意が必要となる．

また，病名のみで投与すると逆に症状の悪化をきたすこともある．鼻粘膜が発赤しているアレルギー性鼻炎症例に小青竜湯を投与して鼻閉がさらに悪化した症例も経験する．漢方薬を使用する際にはある程度の生薬に関する基礎知識は必要である．

まとめ

東洋医学における鼻の生理から鼻炎の病理，治療法に関して考察した．本文で解説した通り鼻粘膜の状態は人体の多くの情報を発信していると考えられる．毎日鼻粘膜を観察している我々耳鼻咽喉科医は舌診と同様に鼻粘膜診を確立することで，耳鼻咽喉科独自の東洋医学診断に役立つ知見を確立できればさらに多くの耳鼻咽喉科医が東洋医学に親近感をもっていただけるようになるのではないか．本文がその一助になっていただければ幸いである．

参考文献

1) 鼻アレルギー診療ガイドライン作成委員会：鼻アレルギー診療ガイドライン―通年性鼻炎と花粉症―2016年版(改訂第8版). ライフ・サイエンス, 2015.
   Summary 鼻アレルギー治療全般に関する治療方針を概説している.

2) 神戸中医学研究会(編著)：中医学入門(第2版). 第2章 基礎理論：10-30, 医歯薬出版, 1999.

3) 韓 品岩：新中医学基礎理論―中医学教科書シリーズ①―. 遼寧中医大学付属日本中医薬学院(編), 1998.

4) 市村恵一, 瀬嶋尊之, 太田 康ほか：高齢者における水様性鼻漏―アンケート調査結果―. 日鼻誌, **41**(2)：149-155, 2002.

5) 夜陣紘治, 竹野幸夫, 平田したうほか：鼻副鼻腔粘膜上皮機能と病態. 耳展, **41**：558-569, 1998.

6) 菅沼 伸, 菅沼 栄(監修)：アレルギー性鼻炎, 蓄膿症：46-57, いかに弁証論治するか―「疾患別」漢方エキス製剤の運用. 東洋学術出版社, 2002.

7) 神戸中医学研究会(編)：中医臨床のための常用漢薬ハンドブック. 医歯薬出版, 1987.

8) 三浦於菟：実践漢薬学. 東洋学術出版社, 2011.

9) 呂 景山, 江崎宜久ほか(訳)：中医対薬―施今墨の二味配合法―. 東洋学術出版社, 2002.

10) 長濱善夫：東洋医学概説. 創元社, 1960.

11) ヒキノヒロシ：マオウ(麻黄). 治療学, **14**(2)：265-271, 1985.

12) 秋葉一美, 宮本 篤, 鈴木智晴ほか：d-Pseudo-ephedrineの気管筋, 循環器系に対する作用. 日薬理誌, **75**：383-390, 1985.

13) 黒野祐一, 大久保公裕, 奥野 薫ほか：アレルギー性鼻炎患者を対象としたディレグラ®配合錠の使用実態下での安全性および有効性の検討―使用成績調査(DEPARTURE Study)の結果―. アレルギー・免疫, **22**：127-146, 2015.
    Summary アレルギー性鼻炎患者に対してディレグラ配合錠®の使用実態下での安全性および有効性に関しての大規模な臨床データが報告されている.

14) 鈴木元彦, 横田 誠：フェキソフェナジン塩酸塩／塩酸プソイドエフェドリン配合錠の臨床効果. アレルギーの臨床, **35**(1)：56-59, 2015.

15) 春田吉則：One airway one diseaseからみた気管支喘息の病態生理と治療戦略. MB ENT, **182**：39-44, 2015.

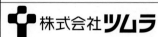

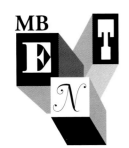

◆特集・耳鼻咽喉科と漢方薬—最新の知見—

副鼻腔炎に対する漢方治療

柿添亜矢*

Abstract 副鼻腔炎に対する漢方薬の基本処方と応用処方の一部を紹介する．三大基本処方は葛根湯加川芎辛夷，辛夷清肺湯，荊芥連翹湯で，その他応用処方として胃腸虚弱者に用いる処方も提示した．また，重症の好酸球性副鼻腔炎に対し，柴苓湯（＋辛夷清肺湯）による漢方治療にてステロイド漸減に伴う鼻茸増大を抑制でき，また1～2ヶ月の短期間であるがステロイド投与せずに状態を維持できた症例を経験した．柴苓湯は五苓散と小柴胡湯との合剤で耳鼻咽喉科領域ではメニエール病や突発性難聴などでの報告が多いが，強い消炎作用とステロイド類似作用を持ち，ステロイドが唯一有効とされる好酸球性副鼻腔炎に対する漢方薬として効果があると考えられる．

Key words 急性・慢性副鼻腔炎の漢方治療(herbal remedies for acute and chronic sinusitis)，好酸球性副鼻腔炎(eosinophlic sinusitis)，柴苓湯(Saireito)，辛夷清肺湯(Shiniseihaito)

はじめに

耳鼻咽喉科外来において乳幼児から高齢者に至るまで鼻閉や鼻汁，鼻漏を訴え受診する副鼻腔炎患者は非常に多く，できるだけ速やかに症状を改善する治療が望まれる一方，マクロライド耐性の問題や感受性のある抗生剤を投与しても治療に難渋する症例もしばしばみられる．急性期の副鼻腔炎治療においてはガイドラインに沿った適切な抗生剤の使用が当然優先されるが，急性症状を緩和するのにも漢方薬は有効であり，慢性副鼻腔炎においては西洋医学的薬物療法が使えない場合やあまり効果が得られない場合，またはより治療効果を高める目的でも漢方薬は次の一手となり得る．実際に私自身がかかった急性副鼻腔炎に対し，漢方薬服用により鼻閉や頭重感などの症状が軽減し非常に救われた．知っておくとやはり便利であり，患者が手術を免れることができたり，治療期間の短縮にもつながって喜ばれることがしばしばある．副鼻腔炎に使用する方剤は多いので，今回は基本的な漢方薬と応用処方の一部，そして最後に好酸球性副鼻腔炎に対し漢方治療を行った症例を紹介する．

急性・慢性副鼻腔炎の漢方治療

急性副鼻腔炎では抗菌薬や去痰薬などの標準的な内服薬や鼻処置とネブライザー治療に加え，鼻閉や頭重を訴える場合は葛根湯加川芎辛夷を併用すると諸症状が緩和される（ただし胃腸が弱い人や循環器疾患がある場合，高齢者男性など麻黄剤が使えない人には用いない）．膿性鼻汁がひどい場合は抗菌作用のある排膿散及湯を併用したり，鼻の中が痛む場合は辛夷清肺湯を選択する．以下，各方剤の使用目標などを紹介する．

1．葛根湯加川芎辛夷

文字通り葛根湯に鼻閉・頭痛に効果のある川芎と辛夷を加えたもので，我が国の経験方として特に鼻炎，鼻づまり，蓄膿症に用いられる．急性か

---

* Kakizoe Aya, 〒849-1113 佐賀県杵島郡白石町大字福吉1835-1　スマイル耳鼻咽喉科・歯科クリニック，院長

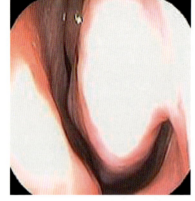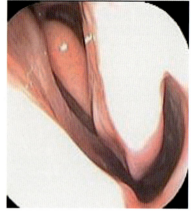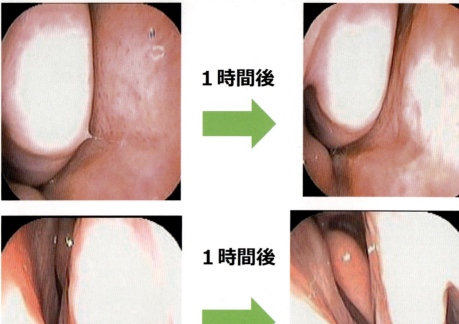

図 1. 葛根湯加川芎辛夷の抗鼻閉効果

ら慢性の副鼻腔炎に使用可能である．メーカーによっては錠剤タイプもある．やや粘稠性の鼻汁，鼻閉，後鼻漏と葛根湯の証である項背部のこわばりや痛みがあって無汗で胃腸が弱くないものに用いる．炎症が強い場合は，消炎効果を高める目的で桔梗石膏エキスや小柴胡湯加桔梗石膏，排膿散及湯などと併用するのも良い．

葛根湯加川芎辛夷は，自分の経験では服用して15～20分ほどで鼻閉が改善し，3～4時間ほど効果は持続した．アレルギー性鼻炎のある当院スタッフに服用させ，鼻腔内の所見をみせてもらった時の下鼻甲介の縮小変化を図1に示す．また，排膿作用が強いので副鼻腔炎においては服薬最初の数日は膿性鼻汁の排出により鼻かみの回数が増え，患者がさらに病態が悪くなったと勘違いしたことがあり，あらかじめその旨説明しておき，炎症がとれてきたら減少するので心配しないように伝えている．鼻茸があり分泌物の排出経路が閉鎖されている状態にこれを用いると，強い排膿作用のた

めに出口を失って強い頭痛が出現することがあるので注意を要する．よって鼻茸のある副鼻腔炎患者には次に紹介する辛夷清肺湯を用いる．

伊藤[2]は4～9歳までの小児慢性副鼻腔炎患者に葛根湯加川芎辛夷を2ヶ月以上投与した結果，4週間の服薬で有効率75％と報告されている．当院でも小児に頻用しており，3歳の2ヶ月間のマクロライド療法に不応の副鼻腔炎に対しこの方剤に変えたところ，それから漢方薬のみで1ヶ月半程度で治癒した．麻黄が含まれているので基礎疾患のない小児～若い患者に向いているといえる．

2．辛夷清肺湯

鼻の中や鼻根部の疼痛や熱感，膿性鼻汁や鼻閉，頭痛，後鼻漏などを訴える症例に用いる．エキス剤による慢性副鼻腔炎の代表的な方剤であり，これをファーストチョイスと考えて良いともされる[1]．胃腸虚弱でなければあまり証を考慮せずに使用しても効果はあるとされており，自覚症状の改善度は有効以上が90％という報告があ

<治療前> <治療後>

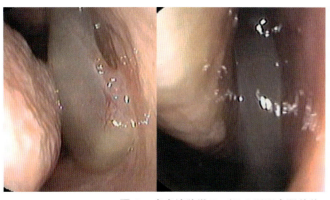
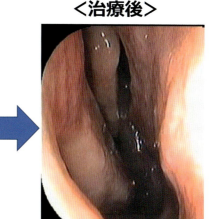

図 2. 辛夷清肺湯 5 g/日 2 週間内服前後の下鼻甲介と鼻茸の変化

る[3]．味が苦いので成人でも嫌がる患者が時々いることを除けば，非常に有用な方剤である．麻黄を含まないので小児から高齢者まで使用範囲は広いが，石膏を含むので寒証の患者には注意を要する．辛夷はモクレン科のタムシバの蕾で匂いが強烈で，この匂いで一気に鼻を通すともいわれる．抗炎症作用，抗アレルギー作用などがあり発散作用，排膿作用，抗鼻閉効果，頭痛改善効果を目的に鼻疾患治療に用いられる．辛夷清肺湯には線毛運動機能改善，去痰作用，消炎作用があり，臨床的には鼻茸，慢性副鼻腔炎，慢性鼻炎，肥厚性鼻炎，慢性咽喉炎，慢性気管支炎，気管枝拡張症などに用いられる．抗炎症，抗鼻閉効果を強めるために葛根湯加川芎辛夷と併用する場合もある．参考までに辛夷清肺湯服用前後の鼻腔内の鼻茸縮小変化を図 2 に示す．

辛夷清肺湯の副鼻腔炎に対する臨床報告は 90 年代から多数あり，小児副鼻腔炎においては渋谷の文献[4]がよく引用されているが，その他岡村ら[5]もエリスロマイシン少量長期投与にて改善のみられない小児慢性副鼻腔炎患者 10 人に対し辛夷清肺湯の単剤を投与し，自覚症状の改善は比較的早期より認められ投与後 14 日以内に鼻漏 70%，鼻閉 70% に改善がみられたと報告している．また高畑ら[7]は，滲出性中耳炎もしくは耳管狭窄症を合併し耳閉感などを有している慢性副鼻腔炎患者で，7〜75 歳の 10 例に対し辛夷清肺湯を投与した．その結果，自覚症状の改善率は鼻漏 90%，鼻閉 100%，後鼻漏 70%，鼻のかみやすさ 100%，頭重感 80%，嗅覚障害 60%，耳閉感 70% であった．他覚所見の改善率ではポリープが 50% であったが，鼻粘膜の発赤鼻，甲介の腫脹，鼻汁の量，性状，後鼻漏それぞれ 80〜90% の改善を認めた．全般改善度は，著明改善 80%，改善 10% と良好な結果を得たと報告している．川嶋[6]は 2008 年の 1 年間，15 歳未満の小児で初診時に膿性鼻汁または後鼻漏を認めたほぼ全例に証を考慮せずに辛夷清肺湯を投与し，さらに 2004 年 1 月〜2008 年 12 月までの 5 年間の副鼻腔炎症例を年毎にまとめ，辛夷清肺湯と抗生剤の使用状況，気道感染の年間罹患頻度を比較した．結果，辛夷清肺湯を小児の副鼻腔炎の第一選択薬とすることで，抗生剤の使用頻度が 2 割減少，また膿性鼻汁や後鼻漏を認めた症例の年間 1 人当たりの気道感染症罹患回数も減少したという．また，辛夷清肺湯は一般的には，構成生薬に黄芩，山梔子の苦味成分や辛夷の辛み成分が含まれるために小児には不向きだと思われていた．しかし，漢方エキス剤を甘味剤としてアンブロキソールドライシロップを規定量加えたところ 97% で服薬可能となり，服薬中のコンプライアンスもよく問題なく服薬できたと報告している．この方法は試したことがなかったが今後の小児への投与方法の参考になる．当院では調剤用の単シロップを漢方薬と同時に処方し，ほとんどの症例で服薬可能であった．

このように副鼻腔炎の治療には小児から高齢者まで年齢問わず用いることのできる方剤であるが，胃腸障害や長期投与で肝障害がでることがあ

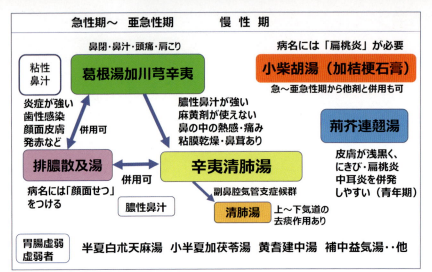

図 3.
副鼻腔炎の漢方治療

り注意が必要である．

3．荊芥連翹湯

温清飲から派生した処方で，化膿性炎症を抑える作用があり，慢性的に経過する鼻炎，扁桃炎，副鼻腔炎，中耳炎，にきび，皮膚炎などに改善効果を目的とする．いわゆる「解毒証体質」に対する一貫堂処方の1つで，青年期で皮膚が浅黒くにきびができやすい，扁桃炎を反復しやすいタイプの体質改善する効果がある．体内に熱と血が滞り皮膚が荒れ化膿する人へ治療目的があり，消炎，排膿作用のある生薬も多く配合されている．清熱剤であるので貧血気味，冷えがある，下痢軟便気味，胃腸が弱いタイプには使用しないほうが良い．また，少量であるが柴胡が配合されており，小児によく用いられる柴胡清肝湯と同様に肝気うっ血（自律神経失調やストレス）にも対応できるとされ，長江により副鼻腔炎の漢方治療で他の柴胡剤と併用する方法も報告されている[20]．荊芥連翹湯と辛夷清肺湯はともに炎症性の粘稠性鼻汁と鼻づまりに用いられるが，まずは辛夷清肺湯を用いて鼻汁と鼻閉の軽減を図り，その後に体質改善を兼ねて荊芥連翹湯を処方しても良いし，荊芥連翹湯タイプの急性増悪時には2つを併用することも可能である．図3に副鼻腔炎の漢方治療をまとめた．

＜その他＞

4．半夏白朮天麻湯

胃腸虚弱で手足が冷え頭痛やめまいに対する漢方薬であるが，前記した副鼻腔炎の基本処方が使えないほど胃が弱い人の後鼻漏や頭重感に使用できる．天気が悪いと頭痛がでるタイプ，西洋薬を胃粘膜保護剤と出しても胃もたれを訴えるような虚弱タイプで，粘膜の発赤は強くなく，やや白色浮腫状態で鼻汁は膿性でない副鼻腔炎数例に使って有効であった経験がある．

5．小柴胡湯（加桔梗石膏）

小柴胡湯は亜急性～慢性期の炎症性疾患全般に使用され，さらに気道炎症に対して消炎，鎮痛，鎮咳作用のある桔梗石膏を加えた小柴胡湯加桔梗石膏は急性期にも対応できてより消炎効果がある（ただし病名には扁桃炎をつける必要がある）．感冒やインフルエンザなどの急性熱性疾患には葛根湯と小柴胡湯加桔梗石膏を併用して柴葛解肌湯の類方としたり，副鼻腔炎の治療で葛根湯加川芎辛夷や辛夷清肺湯との併用も可能である．

6．黄耆建中湯

黄耆には体表の新陳代謝や血液循環を促進する末梢血管拡張作用や抗アレルギー作用，免疫賦活作用などがあるとされ，虚弱な小児のアトピー性皮膚炎や長引く鼻副鼻腔炎，滲出性中耳炎などに用いられる．東洋医学では脾を補う（消化管機能を高める）ことで，それが肺（呼吸器の機能）を補うことにつながるという考えがあり，抗菌薬により下痢や軟便が出やすい小児に使いやすい．本治としての体質改善には数ヶ月はかかるが，根気強く続ければ虚弱児の全身の免疫機能を高め，皮膚

表 1. 鼻茸治療に用いられる漢方二剤の合方例

① 葛根湯加川芎辛夷 　＋辛夷清肺湯	膿性鼻漏，後鼻漏，鼻閉，鼻茸のあるもの. 小児・成人の急性型鼻茸(半年以内に発症したもの)にかなりの 効果がある．遷延性鼻茸にも効果を認める．
② 葛根湯加川芎辛夷 　＋荊芥連翹湯	排膿作用は ① より劣るが，体質改善を目的とする． 鼻茸が縮小する傾向がある．
③ 辛夷清肺湯 　＋黄連解毒湯	急性型の鼻茸で，発赤が強く，熱証のものに効果を認める．長期 連用は避ける(3ヶ月以上)．
④ 辛夷清肺湯 　＋小柴胡湯 　（柴朴湯）	副鼻腔気管支症候群，遷延型で，鼻茸のあるものによい． 術後の再発予防やアレルギー要素の強いものによい．
⑤ 荊芥連翹湯 　＋小柴胡湯	術後の再発予防によい．
⑥ 辛夷清肺湯 　＋補中益気湯	虚証の遷延例によい．

（文献 12 より引用一部改）

の状態の改善や腹痛を訴える回数が減少したり，風邪をひきにくくなったりする．小児の難治性副鼻腔炎に本治薬として黄耆建中湯を継続し，標治薬として辛夷清肺湯をしばらく併用する投与方法を「長引く粘液性鼻漏」に対する必勝パターン，と紹介されているものがある[10]．

7．補中益気湯

黄耆，人参が含まれる参耆剤の 1 つで，補気薬として低下した消化器機能を高め疲労倦怠や食欲不振に効果がある．薬理学的には免疫賦活作用としてNK活性を増強すること，生体防御機構の修復作用などが報告され，日頃から易疲労性，易感染性がある患者の様々な疾患に本治薬として使用されている[10]．柴胡，升麻も含まれ補気薬としてだけでなく，消炎，解毒作用も持つ方剤であり，副鼻腔炎の治療においては粘膜機能を改善する作用がある．

8．小半夏加茯苓湯

悪心，嘔吐に効果があり一般的には妊娠悪阻（つわり）に出す方剤であるが，ツムラ製剤では副鼻腔炎の適応病名をもつ．使用頻度は低いが，田原ら[11]は小半夏加茯苓湯を後鼻漏の 15 症例に対して投与し有効 10 例，無効 5 例で，有効例では鼻汁の性状が水様で，振水音を聴取したものを多く認めたという．鼻汁が粘稠で，振水音を認めなかった症例は無効で，小半夏加茯苓湯は明らかな嘔気を伴わなくても，鼻汁が水様であり，振水音を聴取する後鼻漏に試みて良い方剤と報告されて

いる．

9．清上防風湯

青年期の顔面および頭部の発赤の強い皮膚炎に用いるもので適応は「にきび」だけであるが，「清上」は，体の上部を清涼にする(熱や炎症をさます)という意味で，構成生薬は荊芥連翹湯と共通のものが多く，連翹，黄芩，黄連，山梔子は清熱作用をもち，桔梗，枳実は排膿作用がある．よって荊芥連翹湯と同様に清上防風湯も副鼻腔炎や扁桃炎などにも応用使用できる．アスピリン喘息に伴う副鼻腔炎に著効した 1 例の報告があり[21]，好酸球性副鼻腔炎への効果も期待できるかもしれない．

10．防風通聖散

メタボリックシンドロームのデトックス薬といえる薬であるが，辛夷清肺湯や荊芥連翹湯，清上防風湯と共通の清熱剤を含み大黄も入っているので，実証の太鼓腹タイプで便秘のある人の副鼻腔炎に用いられる．

以上，副鼻腔炎に使用される漢方薬を紹介した．単剤でも効果が認められているが，より効果を高めるために二剤合方することもしばしばあり，参考までに田辺[12]が示した鼻茸治療の二剤合方例を表 1 に引用した．

好酸球性副鼻腔炎

気管支喘息に合併する副鼻腔炎の代表で，藤枝らの JESREC Study により診断基準が発表さ

れ[13]，2015 年に難病指定された．その概要を引用すると，「両側の多発性鼻茸と粘調な鼻汁により，高度の鼻閉と嗅覚障害を示す，成人発症の難治性副鼻腔炎である．抗菌薬は無効であり，ステロイドの内服にのみ反応する．鼻腔内に鼻茸が充満しているため，鼻副鼻腔手術で鼻茸の摘出を行うが，すぐに再発する．鼻閉と嗅上皮の障害により嗅覚は消失する．嗅覚障害のため風味障害を含めた味覚障害をきたす．気管支喘息，アスピリン喘息（アスピリン不耐症）を伴うことが多い．鼻閉のための口呼吸が喘息発作を誘発し，著しい呼吸障害を起こす．また，中耳炎を伴うこともあり，好酸球性中耳炎と命名されている．この中耳炎は，難治性で聴力障害は進行し，聾に至る．鼻粘膜には多数の好酸球浸潤を認めるが，中耳炎を伴うと耳漏にも多数の好酸球浸潤が認められる．経口ステロイドは，本疾患が良性疾患のため，主治医は継続使用にためらいを感じ，数ヶ月で投与を中止すると増悪をする．上気道感染によっても症状が増悪するため再度経口ステロイドを投与せざるを得ない状況となる．」と記されている[14]．治療は抗 LT 薬（モンテルカスト）を 6 ヶ月投与すると鼻茸における好酸球浸潤と鼻茸の縮小があったという報告がある[15]．点鼻ステロイドを併用すると相乗効果が認められたというが，重症例はやはり難治性で好酸球性副鼻腔炎の治療においてはステロイド内服が最も有効であり，ステロイド以外はほとんど治療効果がないとも言える，と記載されている[16]．

好酸球性副鼻腔炎に対する漢方治療はあまり報告がなく，漢方薬のみでのコントロールは困難と思われる．しかし，ステロイドの長期投与は副作用を考慮すればできれば控えたいのが医師の心情であり，短期間でもステロイド投与せずにいられるよう，またステロイド減量に伴う増悪予防に対し漢方薬を用いた症例を経験したので報告する．

好酸球性副鼻腔炎に対する漢方治療の経験

症例：40 歳，男性
【主　訴】鼻閉

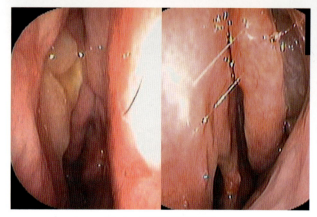

図 4．初診時鼻腔所見

【現病歴】　X 年，市販のバファリン® を飲んで呼吸困難になり，それ以来近医にて気管支喘息の診断で，呼吸器内科よりプランルカストとステロイドの吸入器（フルタイド®）を処方されていた．ロキソプロフェン Na（ロキソニン®）にもアレルギーあり．X+2 年 9 月に慢性副鼻腔炎にて同病院で内視鏡手術を受けたが，その後通院せず放置していたら徐々に鼻閉が強くなり X+3 年 3 月 17 日当院を受診．

【鼻腔所見】　鼻腔内は中鼻道を中心に鼻茸が充満，膠状の膿性鼻汁が多量に分泌していた．鼓膜所見は正常（図 4）．

【画像所見】　副鼻腔 CT では汎副鼻腔炎の所見（図 5）．

副鼻腔 MRI では左右副鼻腔全体に軟部影あり T1 low　T2 high．

内部に隔壁様構造を伴い粘稠度の高い液体貯留の所見を認めた（図 6）．

【血液検査所見】
WBC 7050（neut 60，Eo 7.0，Ly 26.5 Mo 5.1）
RBC 500，Hb 15.3，肝機能腎機能は異常なし
（アレルギー検査結果）
　総 IgE　628（基準値　70 以下）
　HD　　　　　　　3+　　ユスリカ（成虫）2+
　ヤケヒョウダニ　3+　　蛾　　　　　　　3+
　ネコフケ　　　　1+　　ゴキブリ　　　　1+

【東洋医学的所見】　身長 162 cm，体重 55 kg，筋肉質で日に焼けて運動部タイプ．胃腸は強い．肩こりあり．にきびができやすい．

脈：浮　両側胸脇苦満あり．両腹直筋緊張あり．

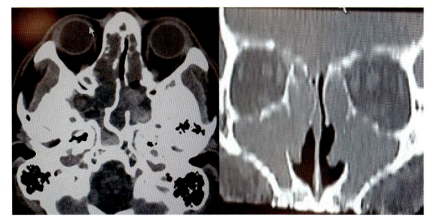

図 5.
初診時副鼻腔 CT

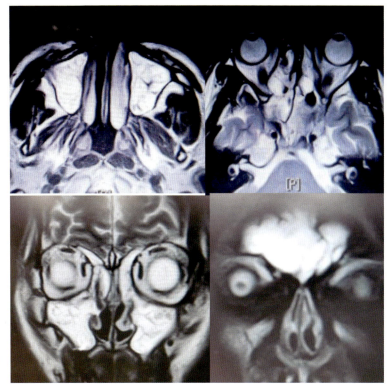

図 6.
副鼻腔 MRI

小腹急結(−).

舌:淡紅,黄苔あり,軽度舌下静脈怒張あり.

好酸球性副鼻腔炎診断基準項目(JESREC スコア)[13)14)]に当てはめると(図7)合計15点となり,重症度分類(図8)では重症の好酸球性副鼻腔炎に相当すると判断した.病理組織診断では鼻茸組織中好酸球数(400倍視野 3ヶ所平均)80個であり,診断基準にも相当した.

副鼻腔の状態から手術加療は必要と考え,本人が入院可能となる9月まで保存的治療を継続し,マクロライド療法＋抗アレルギー薬投与と点鼻ステロイド使用を行った.漢方薬もまずは鼻腔内の所見に対し選択し,副鼻腔炎に一般的に使用する葛根湯加川芎辛夷や辛夷清肺湯はある程度の鼻茸増大抑制効果はみられた.しかし,6月から徐々にアレルギー性鼻炎症状の増悪がみられ徐々に鼻茸は増大していった.X+3年9月10日紹介先で内視鏡下副鼻腔手術を受け,9月17日退院後の受診時は鼻腔内は鼻茸もなく良好であった.術前術後にかけてステロイド漸減投与が行われたが,減量に伴い徐々に鼻腔所見は悪化しさらに翌年にかけてセレスタミン®の漸減投与も継続されたが,

項目	スコア	本患者
病側：両側	3点	○
鼻茸あり	2点	○
篩骨洞陰影／上顎洞陰影 ≧1	2点	○
血中好酸球（％）		
2＜ ≦5%	4点	
5＜ ≦10%	8点	○
10%＜	10点	

合計15点

スコアの合計：11点以上を好酸球性副鼻腔炎とする。
確定診断は、組織中好酸球数（400倍視野 3ヶ所平均）を70個以上認めた場合．
JESREC：Japanese Epidemiological Survey of Refractory Eosinophilic Chronic Rhinosinusitisの略

図 7.
好酸球性副鼻腔炎診断基準項目
（JESREC スコア）
（文献 13 より引用）

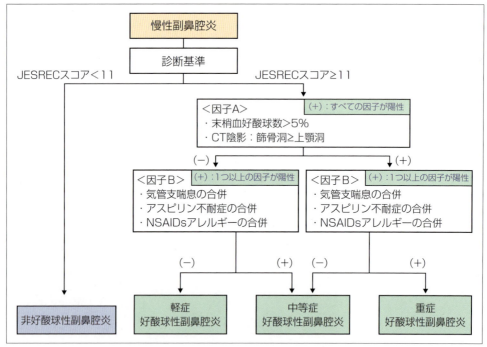

図 8．重症度分類
（文献 13，14 より引用）

やはり減量に伴い鼻茸は増大した（図9）．

　その後のポリープ増大に対しX+4年3月6日外来手術にてポリープ切除術が施行され12日受診時は状態良好であったが，27日には術前の状態に戻っていた．再度プレドニゾロンが漸減投与され局所所見は一時改善したが，ステロイド終了2日目の再診時点でポリープは再発していた．数回のステロイド漸減投与を行ってみて，この症例はプレドニゾロン5 mg/日以下になると局所のコントロールが悪くなる傾向があると思われた．そこ

で，鼻茸は所見的に浮腫状でありこれを局所の水毒ととらえてはどうかと考え，また抗アレルギー作用，抗炎症作用とステロイド類似作用の効果を期待しツムラ114柴苓湯9 g/日を開始した（図10）．

　2週間後の再診では局所所見はやや改善がみられた．そこで柴苓湯に辛夷清肺湯も併用にして，ステロイド投与なしで2ヶ月間増悪なしで保つことができた（図11）．

　しかし，その後6月26日より急性咽喉頭炎から喘息発作も出現し，呼吸器内科での加療と漢方薬

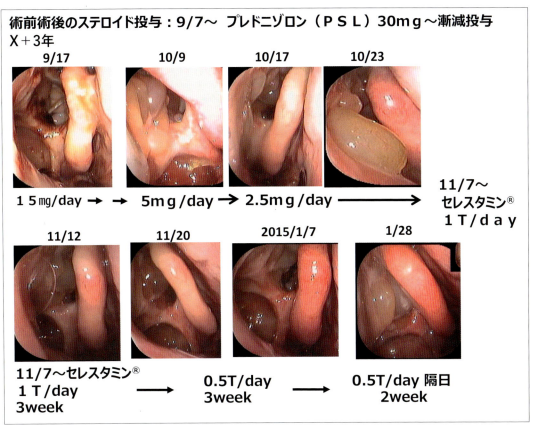

図 9. ESS 後の経過 ①

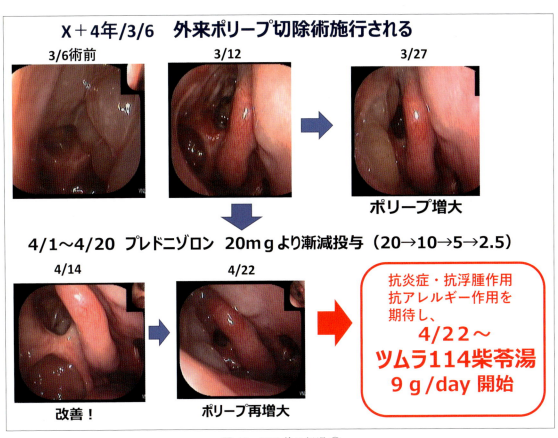

図 10. ESS 後の経過 ②

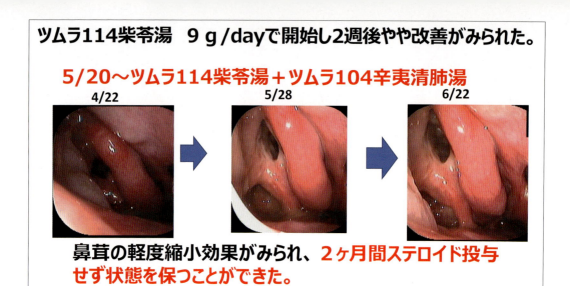

図 11. ESS 後の経過 ③

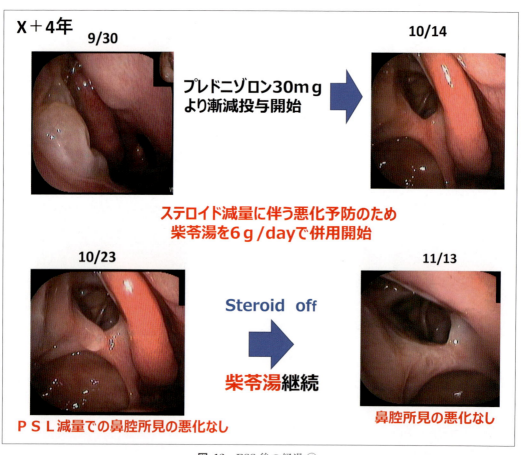

図 12. ESS 後の経過 ④

も喘息への方剤（五虎湯）に変更したりしているうちに鼻腔所見も悪化したが，7月6日から柴苓湯を再開するとまた鼻腔症状は改善し，その後8月10日当院受診時までは良い状態を保った．8月の

お盆前後は本人が多忙で服薬を忘れ鼻茸は増大，9月に入りセレスタミン®を投与するも，やはり漸減に伴い鼻腔内ポリープは増大した．そこで，9月30日よりプレドニゾロン 30 mg/日からの漸減

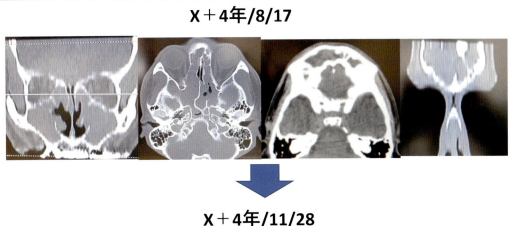

後部篩骨洞～蝶形骨洞、前頭洞の軟部陰影の減少あり

図 13. 副鼻腔 CT 所見の変化

投与開始し，ステロイド減量に伴う局所所見の悪化予防のためにツムラ柴苓湯を 6 g/日を併用した（本人が昼は多忙で飲めないというため 1 日 2 回になった）．すると，ステロイド終了後も約 3 週間鼻腔所見は悪化せず状態を保つことができた（図12）．

しかし，また職場でのストレスと多忙によるたった数日の服薬忘れで鼻茸が急激に増大し，喘息発作も出てしまったが，11 月 24 日から柴苓湯と辛夷清肺湯を 2 剤併用 1 日 3 回服用で服用してもらうと鼻茸の増大抑制効果はみられた．経過観察のための 11 月 28 日の副鼻腔 CT では同年 8 月の増悪時に比べて後部篩骨洞，前頭洞，蝶形骨洞の軟部陰影の減少が認められた（図13）．これらの経過で柴苓湯により鼻茸縮小効果に再現性がみられたことから，柴苓湯（＋辛夷清肺湯）は好酸球性副鼻腔炎に対しては治療効果があると思われた．

その後も改善増悪を繰り返し，セレスタミン®を投与したり漢方薬も膿性鼻汁がみられる際は抗生剤の併用や排膿散及湯や葛根湯加川芎辛夷に変更したりして柴苓湯以外の漢方薬も使用している．感冒時や強いストレスを訴えイライラや抑うつ傾向がみられた際には喘息症状の増悪とともに鼻茸は増大し，前述の本人の腹証から柴胡桂枝湯や四逆散も試したが，鼻茸縮小にはあまり効果はみられなかった．にきびが増えた際に荊芥連翹湯も投与してみたが，鼻茸が増大したため中止した．疲労感を訴えるときは補中益気湯を試したが，単剤では鼻茸抑制効果はあまりみられず，辛夷清肺湯と併用してある程度の効果は持続できた．花粉症の時期は特に鼻閉も強く膠状の粘性鼻汁が増えたので，柴苓湯に辛夷清肺湯を併用したほうが良いようであった．数ヶ月投与したら少し休薬するようにもしていたためか，肝機能障害や間質性肺炎などの副作用は特にみられない．しかし，休薬期間を持ちつつも継続投与していると徐々に柴苓湯の効果は弱まってきて，X+7 年頃になると辛夷清肺湯に柴苓湯を併用投与しても最初の頃のようには鼻茸増大抑制効果は目に見えては現れなくなった．そのため一時漢方薬をやめて図

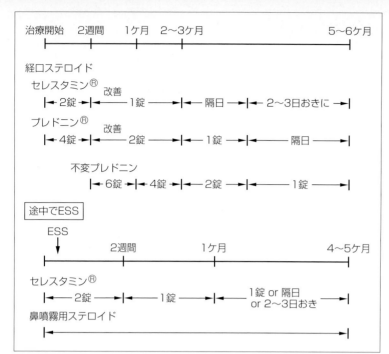

図 14.
好酸球性副鼻腔炎に対する治療
(文献 16 より引用)

14 に従ってセレスタミン®を漸減しつつ 3 ヶ月ほど投与してみると，血中コルチゾール値が正常より軽度低下した．そこでステロイドは中止し，数ヶ月柴苓湯以外の漢方薬で経過をみて，また柴苓湯を投与してみると，ある程度は効果がみられた．いわゆる脱感作であろうか．最近は辛夷清肺湯と補中益気湯の併用で経過観察中である．

1．好酸球性副鼻腔炎に対する治療

前述したようにステロイドが最も有効である．藤枝ら[16]はセレスタミン®を 1 日 2 錠から開始し，2 週間後改善を認めれば 1 錠に減量もしくはプレドニゾロン(5 mg)2 錠を朝のみ投与にする方法や，プレドニゾロン 6 錠(30 mg)からの漸減投与など，ステロイドの投与方法を示している(図14)．抗 LT 薬の有効性が報告されているが[15]，本患者には患者自身の鼻炎症状や気管支喘息のコントロールには有効であると思われるが，鼻茸抑制に対するモンテルカストの効果はあまりないようであった．Th2 サイトカイン阻害薬(アイピーディ®)も特定の好酸球性副鼻腔炎患者には効果があるとされていて[16]最初の頃にしばらく投与し，ある程度の効果があったようだが，多忙で服薬回数が 3 回のものより 2 回以下のものに希望があり変更した．唯一有効とされるステロイド投与も漸減に伴い鼻茸は増大してしまう．これに対して漢方薬でステロイド漸減に伴う鼻茸増大を抑制できたこと，1〜2 ヶ月という短期間ずつでもステロイドを投与せずにコントロールができたことは有意義であったと思われる．

本症例は感冒やストレスで喘息の増悪と鼻茸増大傾向があり，その際に腹症に合った，柴胡桂枝湯や四逆散など柴胡・芍薬の自律神経調整作用中心の方剤を投与するも鼻茸縮小には無効であった．一方，五苓散という抗炎症作用をもつ利水剤に柴胡・黄芩などを含む消炎効果とステロイド類似作用のある小柴胡湯が加わった，より強い抗炎症作用をもつ柴苓湯が有効であった．ストレスにより免疫能低下や喘息や蕁麻疹などアレルギー症状が悪化することは知られている．気管支喘息は気道のアレルギー性免疫応答による気道炎症性疾患であり，この応答を促進的に制御しているのが 2 型ヘルパー T 細胞，抑制的に制御するのが制御性 T 細胞(Treg)であり，ストレスがこの Treg を低下させるために喘息を増悪させる[19]．以上のことを考えると，好酸球性副鼻腔炎は炎症が主体であり，それに対する漢方治療は抗炎症作用を目的とすべきなのではないかと考える．

2．柴苓湯について

　柴苓湯は五苓散と小柴胡湯の合剤であり，臨床上様々な疾患に対しての有効性が報告されている．柴胡，黄芩，半夏，人参，甘草，大棗，生姜，桂皮，猪苓，茯苓，沢瀉，蒼朮の12種類の生薬からなる漢方薬であり，中でも柴胡の効能として肝機能改善作用，解熱作用，抗炎症作用，抗アレルギー作用，抗潰瘍作用，ステロイド様作用，ステロイド副作用防止作用，脂質代謝改善作用，抗ストレス作用，中枢抑制作用，肝蛋白質合成促進作用，肝グリコーゲン量増加作用，コレステロール低下作用，抗補体活性，マクロファージFc受容体発現促進活性，リンパ球増殖促進活性作用など，挙げきれないほどの作用を持つ．五苓散は近年アクアポリン（AQP）を介した利水のメカニズムが解明され，生薬がどのAQPと関与しているか，五苓散の利水作用と抗炎症作用が薬理学的に説明された[17)18)]．AQPは全身に分布し，鼻茸組織中にもAQP類はたくさん発現していて鼻粘膜の主なものはAQP1，AQP3およびAQP5であるとか，鼻茸の成長や浮腫形成にAQP類が関係しているのではないかということが示唆されているらしいが，まだ明確な結論には至っていないようである．AQPと五苓散に関する研究では，AQP3，AQP4，AQP5には炎症刺激によって生じるサイトカイン産生すなわち炎症反応を亢進する働きがあり，五苓散はこれらのAQPが存在する部位で過剰な炎症作用を抑制すると考えられている[17)18)]．好酸球性副鼻腔炎はTh2サイトカインなどがかかわる炎症であり，これらのことから五苓散だけでも薬理学的には好酸球性副鼻腔炎への治療効果が期待でき，柴苓湯はさらに強い抗炎症作用を発揮する方剤であるといえる．そこに，柴苓湯のみではコントロールできない場合は強い清熱作用のある辛夷清肺湯を加えることでより消炎効果を強めることができると考えられる．

　ただやはり好酸球性副鼻腔炎は難病であり，漢方薬のみでの長期コントロールは困難であろう．他のアレルギー疾患のように漢方薬による本治法で鼻茸が増大しなくなるよう体質改善はできないか，投与方法にはまだまだ課題はある．当院では好酸球副鼻腔炎の症例が少なく，本症例以外では2人いたがどちらも柴苓湯で効果はみられたものの漢方服薬が続かなかった．他施設ではもっと症例も多く有効な漢方治療が行われているであろうと思われ，プロトコールがあればご教授頂きたい．熱証タイプなら前述した清上防風湯も使用してみようと考えている．今後も試行錯誤しながら有効な方法を見つけていきたい．

　謝辞：この症例を第32回日本耳鼻咽喉科研究会で発表するにあたって色々なご助言を頂いた今中政支先生，AQPに関しての質問に回答して頂いた東京理科大学薬学部磯濱洋一郎教授，さらに本稿の執筆という貴重な機会を与えて下さった齋藤晶先生に心より感謝申し上げます．

参考文献

1) 稲葉博司：鼻アレルギーと副鼻腔炎．耳喉頭頸，**87**(13)：1097-1100，2015．

2) 伊藤博隆：慢性副鼻腔炎の漢方治療．小児慢性副鼻腔炎に対する葛根湯加川芎辛夷の長期投与の治療効果．Prog Med，**12**：2578-2585，1992．

3) 澤木修二，大石公直，佃　守ほか：辛夷清肺湯による慢性副鼻腔炎の治療成績．耳展，**27**(3)：301-310，1984．

4) 渋谷知子：小児の難治性慢性副鼻腔炎に対する辛夷清肺湯の使用経験．Prog Med，**15**：1479-1481，1995．

5) 岡村由美子，高野信也，荒牧　元：小児慢性副鼻腔炎難治例に対する漢方治療．耳鼻臨床，補**92**：47-50，1997．

6) 川嶋浩一郎：小児の膿性鼻汁や後鼻漏に対する辛夷清肺湯の有用性．phil漢方，**29**：16-17，2010．

7) 高畑仁志，佃　守：耳症状を伴う慢性副鼻腔炎に対する辛夷清肺湯の有用性の検討．薬理と治療，**23**：749-753，1995．

8) 齋藤　晶：副鼻腔炎．市村恵一（編）：78-85，耳鼻咽喉科早わかり漢方処方ガイド．中山書店，2015．

9) 今中政支：子どもへの処方．市村恵一（編）：180-187，耳鼻咽喉科早わかり漢方処方ガイド．中山書店，2015．

10) 松原和夫(編)：補中益気湯：224-232. エビデンスベース漢方活用ガイド. 京都廣川書店, 2015.

11) 田原栄一, 村井政史, 犬塚　央ほか：後鼻漏における小半夏加茯苓湯の有効性. 日東医誌, **62**(6)：718-721, 2011.
Summary　後鼻漏の15症例に対し小半夏加茯苓湯を投与し有効10例であった. 有効例では水様性鼻汁と腹診で振水音を聴取したものを多く認めた.

12) 田辺智子：臨床医のための漢方治療　耳鼻咽喉科編：37-40, 株式会社ツムラ, 1993.

13) 藤枝重治, 坂下重文, 徳永貴広ほか：好酸球性副鼻腔炎ガイドライン(JESREC Study). 日耳鼻会報, **118**：728-735, 2015.

14) 306 好酸球性副鼻腔炎概要診断基準：平成27年4月1日施行の指定難病(告知番号111～306). 厚生労働省ホームページ

15) 野中　学：好酸球性副鼻腔炎の保存的治療.

JOHNS, **23**：857-861, 2007.

16) 藤枝重治, 坂下雅文：好酸球性副鼻腔炎とアスピリン喘息の治療とステロイドの位置づけ. MB ENT, **139**：73-80, 2012.

17) 礒濱洋一郎：五苓散のアクアポリンを介した水分代謝調節メカニズム. 漢方医学, **35**(2)：186-189, 2011.

18) 礒濱洋一郎：アクアポリンを介した五苓散の水分代謝調節作用と炎症反応抑制作用. 漢方医学, **37**(2)：186-189, 2013.

19) 大野　勲：ストレスのアレルギー疾患への影響. 埼玉医科大学雑誌, **35**(1)：87-88, 2008.

20) 長江大介：慢性副鼻腔炎の漢方治療―荊芥連翹湯と柴胡材剤の合方. 漢方診療, **18**：19-21, 1999.

21) 内藤　雪ほか：アスピリン喘息を伴う副鼻腔炎に清上防風湯が著効した1例. 漢方医学, **30**：70, 2006.

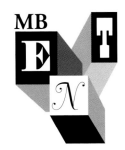

◆特集・耳鼻咽喉科と漢方薬―最新の知見―

舌痛症・口内炎・口腔乾燥症

金子　達*

Abstract　舌痛症・口内炎・口腔乾燥症などの疾患は，西洋医学的に難治症例が多い疾患群である．この理由は疾患を起こしている原因がはっきりしないことが多いためである．いずれも，ストレスなどの心因(気)の関与が大きい疾患である．また，全身性の疾患が要因としてかかわることが多い疾患群である．漢方でも舌診という診断方法があるくらいに全身の状態を反映することが多い部位である．筆者は，舌痛症には立効散や白虎加人参湯などを多く使用し，口内炎はビタミン剤や胃薬と併用し推定原因に準じた漢方を使用するが，急性タイプは半夏瀉心湯などを多く使用し，慢性タイプは補中益気湯や六君子湯などを多く使用する．口腔乾燥症の治療には白虎加人参湯，麦門冬湯，五苓散，滋陰降火湯などを使い分けている．いずれの場合も西洋薬との併用も有効な手段と考えている．しかし，基本はストレスなどの改善をすることが重要だと考える．

Key words　舌痛症(glossodynia)，口内炎(stomatitis)，口腔乾燥症(xerostomia)，漢方治療(Kampo medicine)，立効散(Rikkosan)，白虎加人参湯(Byakkokaninjinto)

はじめに，耳鼻咽喉科領域で舌痛症・口内炎・口腔乾燥症などの疾患は，西洋医学的に難治症例が多い疾患群である．原因がはっきりしないことが多いのがその理由の1つでもある．そういった疾患の場合には，漢方の出番が多いはずである．現代医学として原因は必ず考えなければならないことであるが，漢方医学では所見，体質などから投薬内容を考えるので，必ずしも原因がはっきりしなくても治療を考えることができる．これが漢方治療の利点でもある．

舌痛症

1．定義と西洋医学的治療

1）定義と疫学

舌痛症は器質的変化を特に認めず，亜鉛欠乏や貧血などの臨床検査上も異常を認めない，舌の表在性の痛み，あるいは異常感を訴える疾患である．

患者は女性に多く，約80%といわれる．一般に40歳以上の更年期女性に多くみられ，40代〜60代で約68%になるといわれ，中高年に多くみられる傾向がある[1]．また，約半数が不安神経症傾向を示し，舌癌に対する警戒感を持つ患者さんが多い傾向もある．

国際疼痛学会分類の中に「口腔内灼熱症候群(burning mouth syndrome)」が存在するが，その口腔内症状とほぼ同一であるとする意見もある．

舌の痛みの好発部位は舌尖から舌側縁部に多く，舌縁は癌の好発部位と同じ場所でもある．また，舌痛症以外にも味覚障害を合併することもある．

2）西洋医学的治療

鎮痛薬の投与(非ステロイド系鎮痛薬NSAIDs)，ビタミンB(2，6，12系統)の投与，亜鉛製剤(プロマック®，ノベルジン®など)，向精神薬，三環系抗うつ薬，選択的セロトニン再取り込み阻害薬(SSRI)，セロトニン・ノルアドレナリン再取り込み阻害薬(SNRI)，抗痙攣薬(クロナゼパムなど)，プレガバリン(リリカ®)，アズレン系含嗽薬などが用いられる．

---

* Kaneko Toru, 〒320-0041　栃木県宇都宮市松原 2-3-14　金子耳鼻咽喉科クリニック，院長

2．漢方医学

1）舌痛症の漢方医学的考え方

舌診では舌苔は白色からやや黄白色が多く，舌下静脈の怒張，瘀点，溝状舌，胖大舌，舌苔乾燥，地図状舌，歯痕舌などが認められることが多い．腹診では臍傍圧痛，臍上悸，胸脇苦満などが認められることが多く，瘀血，心熱，肝気鬱結の所見であると考える．さらに口乾などの関与も考えられる[2]．口乾の場合は乾燥を減らすような漢方を選択することになる．

2）漢方薬の選択

多く処方されている漢方薬は加味逍遙散，柴朴湯，半夏厚朴湯，立効散，麦門冬湯，白虎加人参湯，五苓散，半夏瀉心湯，当帰芍薬散，小柴胡湯，十全大補湯，六君子湯，補中益気湯，柴胡加竜骨牡蛎湯などがある[1]．以上のように気剤や消炎鎮痛作用や利水剤，補剤などが主に治療薬として並ぶ．

(1) 立効散：筆者は特に原因があまり考えられないものは，先ず立効散を投与してみる．舌痛症という適応は当然ないが，消炎鎮痛作用が強くできれば齲歯という病名があると問題ない，三叉神経痛にもよく使用する．例えばヘルペスのような神経に沿うような痛みに著効を示すこともある．立効散は特に所見や証をあまり選ばずに使用できる．筋痛症などに使用して有効なこともある．

(2) 加味逍遙散：虚証の冷えのぼせ（上熱下寒），婦人の不定愁訴によく使用されるが，多少の便秘傾向があるとよい，下痢傾向がある場合は不向きな処方である．舌尖部の発赤は心熱を示し，この処方のよい適応となる．

(3) 当帰芍薬散：補血・利水・駆瘀血作用・神経調節作用などがあり，耳鼻科領域では嗅粘膜性嗅覚障害などによく使われる．易疲労感，妊娠中の諸病，めまい，月経異常，自律神経調節障害などを伴う舌痛症などに用いる．舌に白苔が多く，舌尖や舌辺縁に瘀点を認める場合に有効例が多い．

(4) 口腔乾燥と舌痛症：後の疾患で口腔乾燥が出てくるが，乾燥傾向が強い場合は，紅舌や光沢のある舌などの場合，滋陰降火湯，あるいは炎症が強い場合，特に夜間の口渇が強い場合などは白虎加人参湯，また所見が乏しいが乾燥が強い場合で麦門冬湯などの選択が考えられる．これらの処方は舌痛症で乾燥傾向があることが多いため，比較的多く使用している．

(5) 補剤：舌痛症で虚証（虚弱体質で疲れやすい方）の場合は補剤を用いると改善することもある．特に気虚（胃腸虚弱や食欲不振，寝汗）などがある場合は補中益気湯，血虚（貧血，体力不足など）があり，舌背中央付近から舌辺縁の疼痛を訴えるものに用いることが多い．動悸，息切れや咳嗽などがある場合は人参養栄湯が有効であり，手足の冷えや貧血，体力低下などがある場合は十全大補湯がよいとされている．

(6) 桔梗湯：微細な傷や炎症が強い場合に消炎・清熱作用を持ち，含嗽や口に含んでゆっくり内服させるとよい．

口内炎

1．疫学と西洋医学的治療

1）疫学と原因

筆者が以前，昭和大学において耳鼻咽喉科領域の疾患における気血水の関与に対するアンケート調査を行った時，口内炎の患者が最も「気」にかかわる要因が多かったという結果があった．心因（気）の関与がめまい，耳鳴りなどより，口内炎の原因に大きくかかわっていることが推測された．

原因は様々であるが，ストレスが誘因であるか，原因であるかははっきりしないが関与していることは事実である．

局所的原因か，感染症・全身的疾患の一症状などの場合などの分け方がある．局所的原因としては，義歯，歯石，食物異物，魚骨，胡椒，唐辛子などが考えられる．

局所的な原因以外の原因の分け方として，主にウイルス性か，全身性かという考え方もある．ウイルス性の口内炎で有名なものは，ヘルパンギーナ，手足口病，単純ヘルペス，水痘帯状疱疹ウイ

表 1. 口内炎の常用処方

① 呼吸器感染症や胃炎に続発するタイプ（肺胃湿熱）　治法—清熱祛湿
　　黄連・黄芩・甘草などを含む製剤
　　甘草湯・黄連解毒湯・半夏瀉心湯・黄連湯・茵蔯蒿湯
② 口腔内の栄養状態や代謝の異常（陰虚内熱）　治法—滋陰・清虚熱
　　温清飲
③ 疲労や消耗後（諸虚）—気虚あるいは血虚　治法—補虚
　　補中益気湯・十全大補湯・黄蓍建中湯

ルスなどの感染症がある．非ウイルス性でサルコイドーシス，リウマチ性疾患，ベーチェット病，腸管型ベーチェット病，潰瘍性大腸炎などが原因としても考えられる．放射線治療による口内炎や熱いものを食べたりして起こる火傷なども原因としてある．また，びらん局面が多い薬剤性の口内炎もある（薬物中毒）．血液疾患の症状の1つとして出ることもある．また，最近比較的注目されている逆流性食道炎なども原因の1つとなることが考えられる．

2）西洋医学的治療

抗ウイルス薬（ヘルペスウイルスに関して）有効であり，水痘帯状疱疹などは今後予防接種なども有効である可能性もある．ビタミンB（2，6，12）などの投与，アズレンスルホン酸の含嗽などがあり，薬剤性の疑われる場合は原因薬物の中止が重要である．呑酸，胸焼け，吃逆などの症状や，耳鼻咽喉科領域における食道入口部の発赤や披裂間膜の肥厚などの所見などから逆流性食道炎が疑われるときは，プロトンポンプ阻害薬（PPI）などの投与が必要となることもある．

また，新しい治療として，腸管型ベーチェットやベーチェット病，潰瘍性大腸炎などで抗 TNF-α 抗体のインフリキシマブ（レミケード®），アダリムマブ（ヒュミラ®）も使用されるようになってきた．これらの新しい治療により，難治性の全身疾患における口内炎も改善されるようになってきた．

2．漢方医学
1）口内炎の漢方医学的考え方（表1）

口腔や舌のびらんや潰瘍を呈するものを口瘡とし，金匱要略では現代のベーチェット病類似の病気を狐惑病と名付けている[3]．

2）漢方薬の選択

急性の場合，主に表1-①にあたる場合は，熱邪が心や肺や胃に影響を及ぼしていると考える．実熱（陽証で実証の発熱，炎症，充血）．使用方剤は半夏瀉心湯，黄連湯，黄連解毒湯，白虎加人参湯，加味逍遙散などで心，胃，肺，肝などの清熱をはかる．

慢性の場合は，表1-②や③の場合で虚熱（虚証で熱のあるもの，陰気が欠如して熱がでる），陰虚（体の構成成分の液体（血・体液）などが不足し，消耗，乾燥状態になること），気虚，血虚などを考え，六味丸や八味丸などの補腎剤，補中益気湯，六君子湯などの補気剤，建中湯類，十全大補湯，人参養栄湯などの気血両虚の補剤，滋陰清熱の滋陰降火湯や温清飲，補血利水の当帰芍薬散などの使用が考慮される．

西洋医学の所で記載したような逆流性食道炎による口内炎を疑う時には半夏瀉心湯，六君子湯などの投薬が必要となることもある．またその場合，プロトンポンプ阻害薬（PPI）やH₂ブロッカーなどとの併用も考慮される場合がある．

再発性の口腔ヘルペス感染による口内炎には筆者は補中益気湯の比較的長期療法で再発率の軽減や症状の軽減をみた症例を何例か経験している．

基本的にビタミンB（2，6など）系統の薬剤との併用が有用であると考える．また，必要に応じて胃薬（H₂ブロッカーや粘膜保護剤）などの併用も有効なことが多い．

口腔乾燥症

1．原因・疫学と西洋医学的治療
1）原因・疫学

口腔乾燥を起こす原因については，下記のような疾患や病態などが考えられる．

表 2. 口渇と口乾

口渇：喉が渇いて水を飲みたがる状態であり，特に夜間口渇，口を冷やしたいなどの熱証，実証のことが多い．治療には白虎加人参湯などの清熱剤が基本
口乾(口燥・咽乾)：口は乾くが，湿らせる程度で水をあまり飲みたくない状態である．主として虚証の傾向があり，脾胃気虚，虚熱，気血両虚などの所見を呈することが多い．治療には潤性，補気補血，清熱効果を持つ麦門冬湯，人参養栄湯などを用いることが多い

表 3. 口腔乾燥に頻用する漢方薬

白虎加人参湯：石膏を多く含有し清熱薬，夜間の口渇，津液欠乏，多汗，脱水，少し寒気すら感じる，裏熱実証，脈は洪大，舌は乾燥白苔か黄苔
麦門冬湯：滋陰剤，痙攣性咳嗽(大逆上気・反射性咳嗽)，咽喉不利(咽喉部の異物感や不快感)，脈は沈細数，舌は紅舌か乾燥して薄い白苔
五苓散：利水剤で水分代謝異常の調節，口の渇きがあるがさほど水を欲しがらない場合，吐き気があることもある．尿量減少，めまい，裏熱虚証 　　　　脈は浮滑，浮数滑，舌は多くは湿潤，白膩苔(白くべっとりとした舌苔)，歯痕(舌に歯の跡が残っていること，気虚・水毒)
滋陰降火湯：裏熱虚証，皮膚は乾燥し浅黒い，頑固な咳や粘稠痰，脈は沈数，舌は乾燥し微白苔か無苔，紅舌(舌の表面が正常な淡紅色より乾燥し赤いもの)

①分泌障害などのかかわるもの，つまり自己免疫疾患の中でも頻度が高いシェーグレン病などの唾液や涙液などの減少する疾患など，②全身的疾患の一症状としての乾燥症，糖尿病，腎障害(腎不全)，脱水状態，循環血液量の減少，鉄やビタミン欠乏による粘膜の病気，③薬剤性(これが意外と多い)向精神薬，降圧薬，抗ヒスタミン薬など，④がん治療などの放射線障害，⑤アレルギー性鼻炎や副鼻腔炎などによる鼻咽腔狭窄などにより，口呼吸となり乾燥する，⑥心因性などの原因が考えられる．

一般的に口腔乾燥は高齢者に多く，最近では全身性疾患としての糖尿病が原因として非常に増加しつつあり，中年以降の女性に多いシェーグレン病なども検査する必要がある．また，薬剤性も増加してきているようである．

2）西洋医学的治療

原疾患の治療が必要であることは言うまでもない．また，薬剤性の場合も多いため投薬内容を問診で聞くことや薬手帳で確認することも有用である．そして，できることなら主治医と相談して薬剤変更なども考える必要がある．

一般的な治療薬剤として，人工唾液(サリベート®など)や保湿剤，含嗽薬(アズノール系)，内服薬としてはムスカリン作動薬セビメリン(サリグレン®)，ピロカルピン(サラジェン®)，気道粘膜調節薬(カルボシスティン，アンブロキソールなど)などを使用する．以前，口腔乾燥に比較的多く使用した唾液腺ホルモン(パロチン®)は製造中止と

なっている．

ここで，含嗽薬の話で，イソジンガーグルは乾燥させる作用が強いため口腔乾燥のある患者には使用すると症状を悪化させることがある．アズレン製剤などの含嗽が望ましい．

また，逆流性食道炎などの合併が考えられる場合は，ニザチジン(アシノン®)などの併用を行うとよい．この薬剤はH$_2$ブロッカーでも副作用として唾液分泌の亢進作用があり，口腔乾燥の軽減になる．

2．漢方医学
1）口腔乾燥症の漢方医学的考え方

口腔乾燥は口渇と口乾で分けて考える必要がある(表2)．

2）漢方薬の選択

口腔乾燥に用いられる漢方薬は，全国医科歯科系大学附属病院と歯科開業医などの集計データからは麦門冬湯，白虎加人参湯，五苓散，八味地黄丸，補中益気湯，六君子湯，半夏瀉心湯，清心蓮子飲，十全大補湯，温清飲，柴胡加竜骨牡蛎湯などが使用されている[4]．しかし，筆者が考える臨床的に多く使用される処方は表3の処方である．

白虎加人参湯と五苓散は口渇が保険適用となっている．

これらの薬剤に，逆流性食道炎などの合併が考えられる場合は前記したように唾液分泌増加の副作用を持つニザチジン(アシノン®)を追加するとよい．

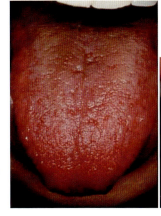
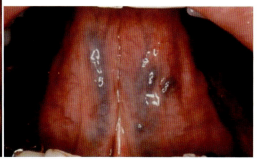

図 1.
乾燥紅舌(77歳,女性)
嗄声,鼻閉.舌下乾燥していて,紅舌,舌下静脈怒張

前記したように特に乾燥が強い場合の含嗽はアズレン系などがよくイソジンガーグルは乾燥作用があるため使用しないほうがよい.

森らは漢方薬(白虎加人参湯6例,麦門冬湯4例,五苓散4例,十全大補湯1例)と塩酸セビメリン(サリグレン®)8例の投与症例との比較検討し報告している.それによると,唾液分泌量の増加に関しては塩酸セビメリンと漢方は塩酸セビメリンのほうがかなりの有意差で増加を認めた.しかし,自覚的改善度は漢方薬のほうが高く,有意差を認めた.特に白虎加人参湯が高かった.つまり,単純な唾液分泌量の増加のみでは,口腔乾燥の改善には結びつかない.他の要因も関与していることが考えられた.そこに漢方薬が作用しているようである[4].

いずれにせよ,漢方薬による口腔乾燥症の治療は有効性が高いことが多い.まず前記した4つの処方を証の見方をみながら選択して投与していくとよい.

参考文献

1) 王 宝禮,王 龍三:舌痛症に対する漢方治療の調査研究と文献的考察.痛みと漢方,23:20-24,2013.
   Summary 舌痛症への漢方治療について,考え方,特徴と診断,舌痛症に用いられる漢方薬,処方例と処方数,その選択の考え方について述べている.

2) 山口孝二郎:Ⅳ.症候からみる漢方 1.頭部 口腔内違和感:149-152,専門医のための漢方医学テキスト.日本東洋医学会,2009.
   Summary 口腔内疾患のうち,舌痛症,口腔乾燥,味覚異常,口内炎,非定型顔面痛について漢方的考えと処方運用について述べている.

3) 高山宏世:口内炎:235-236,漢方の基礎と臨床<病名・症状と常用処方>第10版.三考塾,日本漢方振興会,2016.
   Summary 口内炎の漢方的考え,食積や肺胃の湿熱(肺胃湿熱),口腔内の栄養不良,脱水(陰虚内熱),体質虚弱,疲労抵抗力低下(気虚或いは血虚)などが原因でそれぞれの治法がある.

4) 王 宝禮:口腔乾燥症に対する薬物療法検討委員会報告・口腔乾燥症治療への漢方治療の選択の展望.歯薬療法,36(1):37-40,2017.
   Summary 口腔内乾燥に関する漢方薬の選択状況について述べてあり,頻用処方は白虎加人参湯,麦門冬湯,五苓散などがある.西洋薬との併用や有効性比較でも漢方は優秀である.

5) 森 一将,正田久直,田村暢章ほか:口腔乾燥症に対する漢方薬治療の効果と塩酸セビメリン(サリグレン®)投与症例との比較検討.日口診誌,21(2):205-211,2008.
   Summary 塩酸セビメリンと漢方の有効性比較で,塩酸セビメリンのほうが唾液分泌は増加するが,患者からの有効性比較では漢方が優っていた.最も有効性が高かったのは白虎加人参湯で,唾液分泌量と改善度とは一致しない.

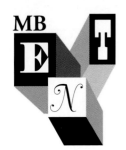

◆特集・耳鼻咽喉科と漢方薬—最新の知見—
扁桃炎

五島史行*

Abstract 小柴胡湯加桔梗石膏は小柴胡湯と桔梗，石膏の合剤である．小柴胡湯は抗炎症，抗アレルギー作用がある．桔梗はその作用成分であるサポニンにより，去痰・鎮咳・解熱・鎮痛効果がある．石膏には解熱作用が報告されている．主に上気道炎に使用されている．扁桃炎には急性扁桃炎と慢性扁桃炎がある．慢性扁桃炎はストレスや過労などに誘発されて急性炎症を繰り返すものである．患者は反復のたびに高熱や嚥下痛などに悩まされ，仕事を休まざるを得ない状況が生じる．習慣性扁桃炎，慢性扁桃炎10例に小柴胡湯加桔梗石膏を長期間投与したところ経過観察可能であった7例では全例急性扁桃炎の発生は減少した．小柴胡湯加桔梗石膏の長期投与によって慢性扁桃炎の予防効果があることが示唆された．

Key words 扁桃炎(tonsillitis)，急性扁桃炎(acute tonsillitis)，慢性扁桃炎(chronic tonsillitis)

はじめに

扁桃炎には急性扁桃炎と慢性扁桃炎がある．慢性扁桃炎はストレスや過労などに誘発されて急性炎症を繰り返すものである．患者は反復のたびに高熱や嚥下痛などに悩まされ，仕事を休まざるを得ない状況が生じる．一般的な治療法として口蓋扁桃摘出術があるが，手術を受けられない症例や抗菌薬の無効な難治例も少なくない．このような症例に対して漢方薬での治療が有効なことがある．小柴胡湯加桔梗石膏は小柴胡湯に桔梗と石膏を加えた方剤であり主に上気道炎に使用されている．慢性あるいは習慣性扁桃炎に対し長期投与を行い手術が回避できたり，慢性的な疼痛が改善した症例をこれまで多く経験している．両側扁桃摘出後の反復性の舌扁桃炎症例に対して本処方が有用であった症例[1]と慢性扁桃炎に対する小柴胡湯加桔梗石膏の長期投与症例の結果について報告する[2)3)]．

症　例

31歳，男性．X年頃より年に2，3回急性扁桃炎を反復するためX＋2年に両側扁桃摘出術を施行した．その後も年に2，3回高熱を伴う咽頭炎を反復した．X＋6年2月に発熱，咽頭痛が出現しA病院耳鼻咽喉科を初診した．咽頭痛のため経口摂取困難であった．口腔内所見では両側口蓋扁桃は摘出後であった．代償性に肥大した舌下扁桃の発赤，腫脹および咽頭側索に白苔の付着，咽頭粘膜の発赤を認めた．入院のうえ抗生剤点滴にて改善し退院となった．その2ヶ月後再度同様の咽頭炎を発症したため外来にて小柴胡湯加桔梗石膏を投与した．その後，咽頭炎の反復を認めていない．小柴胡湯加桔梗石膏は1日3回投与(7.5 g)から2回投与(5 g)，1回投与(2.5 g)と減量し，現在は症状出現時に頓服的に使用している．本例の経験より小柴胡湯加桔梗石膏が反復性扁桃炎の予防効果があるのではないかと考えた．

* Goto Fumiyuki，〒259-1193　神奈川県伊勢原市下糟屋143　東海大学医学部耳鼻咽喉科，准教授

表 1. 小柴胡湯加桔梗石膏の投与症例

症例	性別・年齢	年間の扁桃炎発症回数	病名	内服期間	扁桃炎の頻度	インデックス	結果
1	男性・35歳	6回	扁桃摘出後の舌扁桃炎	16ヶ月	内服中なし	100	有効
2	男性・29歳	10回	習慣性扁桃炎(年に10回)	180日	内服中なし	100	有効(手術回避)
3	男性・57歳	10回	習慣性扁桃炎(年に10回)	90日	内服中なし	100	有効(手術回避)
4	男性・38歳	10回	習慣性扁桃炎(年に10回)	90日	内服中なし	100	有効(手術回避)
5	男性・41歳	8回	片側扁桃摘出後の対側慢性扁桃炎	60日	内服中なし	75	有効
6	男性・30歳	6回	慢性扁桃炎	90日	扁桃痛改善	—	来院せず不明
7	男性・31歳	5回	慢性扁桃炎	90日	扁桃痛改善	80	有効
8	女性・57歳	5回	慢性扁桃炎	60日	評価困難	—	来院せず不明
9	女性・26歳	4回	習慣性扁桃炎(年に4回)	90日	内服中なし	100	有効, 後日手術
10	女性・28歳	2回	習慣性扁桃炎(年に2回)	66日	内服中なし	—	来院せず不明

(文献3より改変)

対象と方法

X病院耳鼻咽喉科外来で過去1年間に2ヶ月以上,小柴胡湯加桔梗石膏を内服していた患者は10人であった(表1).内訳は男性7例,女性3例で26〜57歳で,平均年齢37歳であった.内服期間は60日〜16ヶ月間(平均約120日)であった.症例の内訳は習慣性扁桃炎6例,慢性扁桃炎4例であった.いずれも1年間に少なくとも2回(2〜10回/年,平均6.6±2.8回/年)の急性扁桃炎を2年以上繰り返しており,3例は扁桃摘出術を予定していた.小柴胡湯加桔梗石膏7.5 g(分3)にて内服開始し,1年後の急性扁桃炎の発生数で評価した.評価方法はindex＝100×(治療前の急性扁桃炎の回数−治療後の急性扁桃炎の回数)/治療前の急性扁桃炎の回数)とした.検討の結果,小柴胡湯加桔梗石膏の使用期間は2〜16ヶ月にわたり,全例において服用直後から咽頭の痛みが消失あるいは軽減した.脱落した3例を除きフォローできた7例のindexは75〜100(平均93.6±11.1)と急性扁桃炎の発生は減少し,手術予定の3例は手術を回避することができた.抗菌薬とステロイドを用いた通常の治療の難治性だった患者も,小柴胡湯加桔梗石膏に良好に反応した.この結果より小柴胡湯加桔梗石膏によって習慣性扁桃炎の反復回数を減らすことができる可能性が示唆された.

小柴胡湯加桔梗石膏の使用方法

習慣性扁桃炎に対する小柴胡湯加桔梗石膏の使用方法には手術回避,手術待機中に使用,急性炎症が起きたときに短期的に抗菌薬と併用の3つのパターンが考えられる.

小柴胡湯加桔梗石膏は急性期の炎症を抑える効果があり,漫然と使用する薬剤ではないとも考えられるが習慣的に炎症を反復する場合には1回2.5 g 1日3回を基本に,症例によっては1〜2回に減量し長期的に投与することも有効である.また,疲労ストレスが蓄積し咽頭痛がみられた場合には早めに投与することで扁桃炎の発症を抑えることができる.

小柴胡湯加桔梗石膏と桔梗湯の使い分け(表2)

小柴胡湯加桔梗石膏は小柴胡湯に桔梗と石膏を加えたものである.小柴胡湯は少陽病期の基本的な治療方剤であり,体力中等度で上腹部不快感,舌苔を生じ,口中不快,食欲不振,微熱,悪心などの症状を伴う幅広い熱性病に使用.人参などが配合されているので,気を助けながら邪気を除去する処方で,気が不足しているため反復して発症する咽喉などの炎症を治療することができる.それぞれの生薬の薬理効果は桔梗は化痰,排膿,咽頭痛,止咳であり石膏は解毒,解熱,鎮静,止渇作用があるとされている.また,桔梗は,薬を上部に集める作用があり,とくに咽喉などの炎症に

表 2. 小柴胡湯加桔梗石膏と桔梗湯の使い分け

小柴胡湯加桔梗石膏	習慣性扁桃炎などで慢性的に急性炎症を繰り返したり，咽頭痛が遷延したりする場合に使用 ・手術を回避するために使用 ・手術待機中に使用 ・抗菌薬などの無効例に使用 ・急性炎症が起きたときに短期的に抗菌薬と併用
桔梗湯	咽頭の軽い痛みだけで炎症がそれほど強くない あるいは虚弱者や高齢者などに対して使用

有効とされる．その桔梗と消炎，解熱作用の石膏とを配合し炎症により適した処方とされる．

慢性的に急性炎症を繰り返したり，咽頭痛が遷延する場合には小柴胡湯加桔梗石膏が適応となるが，軽度の咽頭痛の場合や虚弱者や高齢者の場合には桔梗湯が第一選択となる．

薬理作用

本剤の中心は小柴胡湯であり，抗炎症，抗アレルギー作用の機序は個々の免疫機構への作用面から免疫能の向上改善をきたすと考えられ，グリチルリチンの T 細胞機能の活性化，サポニンの補体の白血球遊走・血管透過性亢進の抑制などが報告されている[4]．また，石膏には $CaSO_4 \cdot 2H_2O$ で解熱作用が報告されており[5]，さらに桔梗はその作用成分であるサポニンにより，去痰・鎮咳・解熱・鎮痛効果[6]のみならずマクロファージに直接働き，活性化作用を示し，排膿作用の主体をなす[7]ものとの報告がある．

過去の報告

扁桃炎で症状が重篤な場合には抗生剤やステロイドなどの投与が必要であるが中等症までの場合には 20〜72 歳（平均年齢 45.7 歳），成人 48 例に小柴胡湯加桔梗石膏を投与したところ著明改善 22.9％，改善 47.9％で改善以上の割合が 70.8％と良好な成績が報告されている[8]．

謝　辞：本研究の一部は平成 30 年メンタルヘルス岡本記念財団の補助によって行われた．

文　献

1) 五島史行，浅間洋二：小柴胡湯加桔梗石膏が著効した両側扁桃摘出後の舌下扁桃炎症例．漢方医学，**30**：71，2006.
   Summary 抗生剤にアレルギー反応を示す患者で扁桃摘出後の遺残した舌扁桃の慢性炎症に対して小柴胡湯加桔梗石膏が有効であった症例の報告．
2) 五島史行：習慣性扁桃炎に対する小柴胡湯加桔梗石膏の効果．漢方医学，**39**：234-237，2015.
3) Goto F, Asama Y, Ogawa K：Sho-saiko-to-ka-kikyo-sekko as an alternative treatment for chronic tonsillitis to avoid surgery. Complement Ther Clin Pract, **16**：216-218, 2010.
   Summary 小柴胡湯加桔梗石膏を投与したところ習慣性扁桃炎の反復回数が減少した．
4) 阿部博子：小柴胡湯の薬効・薬理．日薬理誌，**22**：137-139，1971.
5) 伊藤忠信：石膏の薬理学的研究．日本東洋医学会誌，**22**：141-147，1971.
6) 高木敬次郎：桔梗の薬理学的研究（第三報）．薬学雑誌，**92**：969-973，1972.
7) 久保道徳：桔梗の免疫薬理学的研究（第一報）マウス貪食脳に及ぼす影響．生理学雑誌，**40**：367-374，1986.
8) 泰地秀信，鈴木理文：扁桃炎，咽頭炎に対する小柴胡湯加桔梗石膏（TJ-109）の効果．Prog Med, **13**：1692-1698，1993.

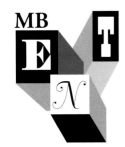

◆特集・耳鼻咽喉科と漢方薬—最新の知見—
咳　嗽

星野朝文*

Abstract 咳嗽は外来診療を行ううえで，最も多い症状の1つである．その薬物療法として，西洋薬の鎮咳薬の他に，漢方薬で対応できる場合も多い．そこで，鎮咳薬を一般的鎮咳薬と疾患特異的鎮咳薬に分類し，それぞれに該当する漢方薬を概説した．一般的鎮咳薬としては，乾性咳嗽には麦門冬湯，湿性咳嗽には清肺湯，喘息のような強い咳嗽には麻杏甘石湯，水様鼻汁のある咳嗽には小青竜湯を挙げた．また，疾患特異的鎮咳薬としては，感染後咳嗽には麦門冬湯，副鼻腔気管支症候群には葛根湯加川芎辛夷か辛夷清肺湯，胃食道逆流症に伴う咳には六君子湯か茯苓飲合半夏厚朴湯，喉頭アレルギーには麻黄附子細辛湯を挙げた．咳嗽治療に漢方薬を加えることで，処方のバリエーションが増え，より多くの状態に対応できるものと考える．

Key words 麦門冬湯(Bakumondo-To)，清肺湯(Seihai-To)，麻杏甘石湯(Ma-kyo-kan-seki-To)，小青竜湯(Sho-seiryu-To)，六君子湯(Rikkunshi-To)，茯苓飲合半夏厚朴湯(Bukuryo-Ingo-Hange-koboku-To)，麻黄附子細辛湯(Mao-bushi-saishin-To)

はじめに

咳嗽治療薬として一般的によく用いられる薬剤は中枢性鎮咳薬であり，その作用機序は中枢レベルで咳嗽症状を直接抑制するもので，咳嗽の原因にかかわらず広く使用できる．一方，眠気や便秘などの副作用が出現することもあり，処方には注意が必要である．また，湿性咳嗽に対しては，去痰薬なども咳嗽治療の一環として処方されるが，これらの薬剤だけでコントロールできない咳嗽が多いのも事実である．咳嗽という最も一般的な症状にもかかわらず，一般的な鎮咳薬はここ数十年以上も新薬が開発されておらず，それらの西洋薬のみで対処しようとすると，おのずと選択肢が限られてしまう．そこで，漢方薬をその選択肢に加えることで，処方のバリエーションが増え，より多くの状態に対応できるものと考える．

鎮咳薬として用いることのできる漢方薬の実例として，「咳嗽に関するガイドライン第2版」[1]（以下，『咳嗽 GL』）では，麦門冬湯，小青竜湯，麻黄附子細辛湯の3種類が記載されている．また，同様にガイドラインとなっているものとして，日本呼吸器学会が作成した「漢方薬治療における医薬品の適正な使用法ガイドライン」があり，その内容をわかりやすく書き下ろした『漢方治療のてびき』[2]という書籍もある．こちらは咳嗽のみならず，風邪などの急性上気道感染症に対する漢方治療も詳細に記載してあり，非常に有用である．本稿では，これらの『咳嗽 GL』と『漢方治療のてびき』に記載されている漢方処方を中心に，咳嗽に用いることの多い処方例を挙げ，それらの処方の特徴とエビデンスなどを述べていく．

漢方薬の名前について

多くの医師が漢方薬に対して心理的なハードルを感じてしまう1つの要因として，漢方処方名が漢字の羅列であること，が挙げられる．漢字3文字の「葛根湯」は許せても，9文字の「茯苓飲合

---

* Hoshino Tomofumi, 〒300-8585 茨城県土浦市下高津2-7-14 独立行政法人国立病院機構 霞ヶ浦医療センター 耳鼻咽喉科，医長

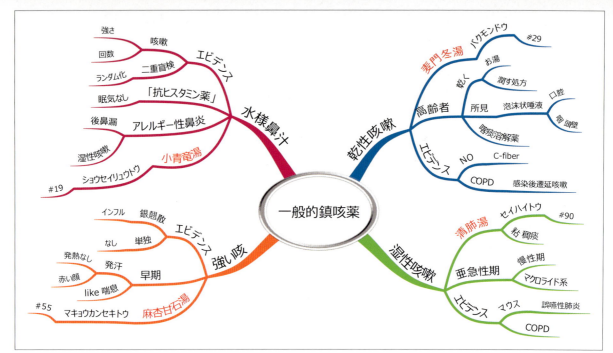

図 1．一般的鎮咳薬のマインドマップ

マインドマップは，筆者が愛用する思考・学習ツールである．イギリスのトニー・ブザンにより考案され，思考や記憶を有機的につなげることで，複雑な概念などをコンパクトにまとめて，理解しやすくする方法である．ここでは，一般的な鎮咳薬を 1 枚のシートにまとめた．各病態で勧められる漢方処方を赤字で記載した

このマインドマップは iMindMap(www.iMindMap.com)にて作成した

マインドマップ® は Buzan Organisation Limited 1990，www.tonybuzan.com の登録商標である

半夏厚朴湯」などはお経か呪文のように感じて，学習意欲がゼロになってしまうものである(実際に 10 年前の筆者はそうであった)．しかし，その処方名の意味が少しでもわかると，意外に親しみがもてる．ちなみに，前述の「茯苓飲合半夏厚朴湯」を意味毎にハイフンで区切ると「茯苓‒飲‒合‒半夏‒厚朴‒湯」となり，その意味を何となくでも理解すれば「単なる漢字の羅列」から「意味ある処方名」に変わる．そこで，本稿では各処方の由来を簡単に述べ，「意味ある処方名」に感じていただくよう工夫をした．

一般的鎮咳薬(非疾患特異的鎮咳薬)

加藤[3]は遷延したかぜ症候群で痰と咳が続く場合には，麦門冬湯，清肺湯，麻杏甘石湯から病態に合わせて漢方薬を選択するとよいと述べている．乾性咳嗽には麦門冬湯を，喀痰が多い湿性咳嗽には清肺湯を，喘息発作のような強い咳には麻杏甘石湯をそれぞれ勧めている．また，『咳嗽 GL』[1]では乾性咳嗽に用いる麦門冬湯に加えて，湿性咳嗽の項で小青竜湯を挙げている．そこで，一般的鎮咳薬として用いるこれら 4 種類の漢方薬の特徴と使い分けを述べることにする(図 1)．

1．麦門冬湯

(1) 特 徴

乾性咳嗽に対する筆者の第一選択は麦門冬湯であり，実際に最も処方する漢方薬である．特に高齢者の乾性咳嗽にはよく用いる．高齢者は，東洋医学的解釈として「乾いている」ために，「潤す」処方である麦門冬湯が適応となるからである[2]．高齢者の特徴的な診察所見として，口腔内所見では泡状の唾液が舌根周辺に付着していることが多い．また，喉頭ファイバースコープ検査でも同様に咽頭壁，舌根部に泡状の唾液が付着していることが挙げられる．このような患者に麦門冬湯を単剤で，あるいは喀痰溶解剤を併用して処方すると有効な場合が多い．

(2) エビデンス

麦門冬湯の咳嗽抑制メカニズムは，気道上皮などでのNOの産生・放出を抑制し，C線維の感受性を低下させることが考えられている[4]．また，臨床的には気管支喘息患者のカプサイシン感受性試験における咳閾値を改善する報告もある[5]．さらに，COPD[6]や感染後遷延性咳嗽[7]の症例に有効であることが報告されており，比較的エビデンスがそろっている漢方薬である．『咳嗽GL』[1]にも掲載されており，初めて処方する漢方薬としてはハードルが低く，使いやすい処方である．

(3) 処方名の由来

麦門冬湯の名前の由来は，主要構成生薬の麦門冬に由来する．東洋医学の古典とされる傷寒論(1800年前)を出典とする処方名には，主要構成生薬を冠した命名が多い(参考：葛根湯，麻黄湯など)．漢方薬の名称には，「□□湯」とあるものが多いが，本来は生薬を煎じてその上清(スープ：湯"タン")を内服するもので，いわゆる「煎じぐすり」に対する名称である．その他，「□□散」は生薬を粉末状にしたもの，「□□丸」はその粉末を蜂蜜などで練り固めたものである．しかし，現在用いられている医療用漢方製剤はほぼエキス剤であり，あまりその違いは考えなくてもよい．ハイフンを入れるとすれば「麦門冬‐湯」となる．

(4) ちょっとしたコツ

漢方薬は顆粒状のために飲みづらい，と訴える患者も少なくない．特に，高齢者は口の中が乾いており，顆粒状の薬は敬遠されがちである．その場合は，お湯に溶かして飲んでもらう，という方法もある．前述のように，本来は漢方薬の多くは「煎じぐすり」であることから，本来の形に近い液体の状態で内服してもらうわけである．方法は，インスタントコーヒーのようにお湯を注いで顆粒を溶かすだけである．ただ，一般的には医療用漢方製剤はお湯に溶かすことを想定していないため，すぐには顆粒はお湯に溶けない．そこで，お湯を注いでから2～3分放置しておくと，顆粒がふやけて溶けやすくなる．また，麦門冬湯はほんのりとした甘みがあり，お湯に溶かした場合にも比較的飲みやすい特長がある(筆者は「トウモロコシの芯をかじった時の味」に似ていると思っている)．顆粒状の薬が苦手，という方にはぜひ試していただきたい．

2．清肺湯

(1) 特　徴

痰が多い湿性咳嗽に適する漢方薬は清肺湯である．実際的には，風邪の急性期というよりも，その症状が長引く亜急性期～慢性期で，痰が切れにくく，粘稠な痰が絡む咳で困っている状態の患者が対象となる．イメージとしては，マクロライド系抗生剤が適応，と思われる症例に併用するとよい．

(2) エビデンス

清肺湯には抗炎症効果のある生薬が数多く含まれ，誤嚥性肺炎モデルマウスの死亡率を著明に低下させたデータが出ている[8]．また，臨床的にはCOPDに対する有効性も報告されている[9]．

(3) 名前の由来

東洋医学的には「肺」とは呼吸器・気道系の総称であり，鼻腔～咽喉頭～気管～肺までの領域を示す．その熱を「清める(さます)」ことから，「清肺‐湯」と名付けられた．名前の由来として生薬名でなく，臓器と効能に由来する処方名は，前述の傷寒論よりも後の時代につくられた比較的新しい処方が多い傾向にある．

3．麻杏甘石湯

(1) 特　徴

喘息発作のような強い咳には麻杏甘石湯が適する[2]．粘稠な痰が絡むので，それを喀出しようと強い咳を出すため，赤い顔をしながら汗をかいている状態に適しているとされ，高熱による発汗とは違う印象である．清肺湯とは異なり，風邪の比較的早期から用いることができる．一方，構成生薬に交感神経刺激作用のある麻黄を含むため，あまり長期に使わないほうがよい．

(2) エビデンス

麻杏甘石湯単剤のエビデンスではないが，銀

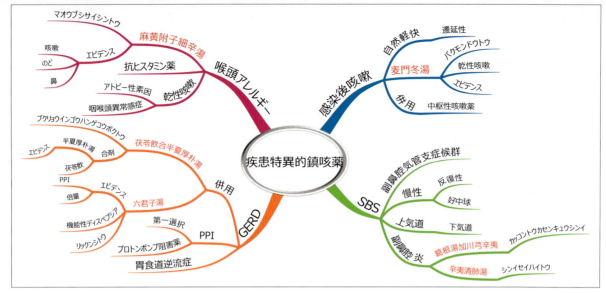

図 2. 疾患特異的鎮咳薬のマインドマップ
疾患特異的鎮咳薬を1枚のシートにまとめた．各病態で勧められる漢方処方を赤字で記載した
このマインドマップは iMindMap（www.iMindMap.com）にて作成した

翹散と併用することで H1N1 型インフルエンザに対する解熱効果が得られたと報告がある[10]．

(3) 名前の由来

麻杏甘石湯は麻黄，杏仁，甘草，石膏の4つの生薬から構成される．原典となる『傷寒論』では「麻黄杏仁甘草石膏湯」と記載されているが，いつの間にかそれらの生薬の頭文字を連結させた麻杏甘石湯という名前に変化した．ハイフンを入れるとすれば，「麻－杏－甘－石－湯」となる．

4．小青竜湯

(1) 特徴

耳鼻咽喉科医師にとっては，「小青竜湯はアレルギー性鼻炎」のイメージかもしれないが，咳嗽治療にも使用できる．水様鼻汁と後鼻漏，湿性咳嗽が使用の目安であり，漢方薬の「抗ヒスタミン薬」と考えてもらえば，わかりやすい．さらに，抗ヒスタミン薬には眠気の副作用があるが，小青竜湯にはそれがない．むしろ，構成生薬に麻黄が配合されており，その有効成分のエフェドリン類に交感神経系刺激作用があることから，眠気を引き起こしにくいメリットもある．

(2) エビデンス

気管支炎による湿性咳嗽に対して，小青竜湯が呼吸器症状を有意に改善させた[11]，というエビデンスもあり，『咳嗽 GL』[1] にも記載されている．

(3) 名前の由来

中国の神話には，天の四方の方角を司る霊獣として「四神」という存在があり，高松塚古墳，キトラ古墳の壁画としても有名である．東西南北をそれぞれ守る神として，青竜，白虎，朱雀，玄武の神がいて，そのうちで東を守るのが青竜である．構成生薬の麻黄の色調が緑色（青色）であり，それと青竜を関連付けたとされる．小青竜湯に対し，「大青竜湯」も古典には記載されているが，残念ながら医療用エキス製剤にはない．小青竜湯にハイフンを入れるとすれば，「小－青竜－湯」となる．その他，四神に由来する漢方薬は，玄武湯，白虎湯，朱雀湯などであるが，医療用エキス製剤であるのは，真武湯（もともと玄武湯という名称であったが，改名されて真武湯となった）と類似処方としての白虎加人参湯がある．

疾患特異的鎮咳薬

前項では疾患特異性のない一般的鎮咳薬を述べたが，それに対するものとして，咳嗽の原因に対して特異的な治療を目的とした薬剤がある．例えば，咳喘息に対するステロイド吸入薬などである．これらは疾患特異的鎮咳薬といわれ，他には

抗菌薬，気管支拡張薬，ステロイド薬，抗アレルギー薬などがある．このように多くの疾患特異的鎮咳薬は西洋薬であるが，一部の漢方薬でもそのような役目を果たす処方があるので，ここで提示する(図2)．

1．感染後咳嗽

感染後咳嗽は，呼吸器感染症の後に続く，胸部X線写真で肺炎などの異常所見を示さず，通常，自然に軽快する遷延性ないし慢性咳嗽と定義される[1]．乾性咳嗽が多いことから，中枢性鎮咳薬に併せて麦門冬湯を用いる場合が多い．対症療法的使用であるが，感染後遷延性咳嗽での麦門冬湯のエビデンス[7]もあるため再掲した．

2．副鼻腔気管支症候群(sinobronchial syndrome；SBS)

SBSは，慢性・反復性の好中球性気道炎症を上気道と下気道に合併した病態と定義される[1]．鼻汁，鼻閉，後鼻漏などの副鼻腔炎症状をきたすのであれば，「副鼻腔炎」の項で紹介された葛根湯加川芎辛夷や辛夷清肺湯などを考慮するとよい．処方の鑑別については前項を参照していただくとして，ここでは名前の由来のみを示す．

(1) 葛根湯加川芎辛夷の名前の由来

基本薬は有名な葛根湯で，それに川芎，辛夷という生薬を追加したものである．「加」という文字は英語でいうなればwithに相当する．この処方は中国の古典に由来するものではなく，比較的最近になり日本で使われるようになった処方である．ハイフンを入れるとすれば，「葛根湯 – 加 – 川芎 – 辛夷」となる．

(2) 辛夷清肺湯の名前の由来

辛夷という生薬を主体として，肺の熱を「清める(さます)」と処方である．東洋医学的な「肺」は呼吸器・気道系の総称であり，ここでは「鼻腔」の領域を狙った処方である．前述の清肺湯とは名前は似ているが，生薬構成は全く異なり，一致するものは3生薬しかない．ハイフンを入れるとすれば「辛夷 – 清肺 – 湯」となる．

3．胃食道逆流症(gastroesophageal reflux disease；GERD)

GERDとは，胃酸や胃内容物が胃から食道に逆流することによって，何らかの症状や合併症が惹起された状態と定義される[1]．そのうち，食道外症状の1つとして咳嗽がある．『咳嗽GL』[1]には，GERDに伴う慢性咳嗽の診断基準が示されており，参考になる．治療としては，GERDのリスク因子(肥満，喫煙，激しい運動など)を減らすなどの生活指導の他，胃酸分泌を抑えることを主眼として，プロトンポンプ阻害薬(proton pump inhibitor；PPI)が第一選択薬となる．しかし，PPIのみで軽快しない場合もある．また，PPIが有効であった場合でも，最近はPPIの長期継続処方の問題点も指摘されていることから[12]，一定の投与期間ののちにPPIの減薬も考慮しなければならない．これらの場合には漢方薬を組み合わせることも1つの方法となる．一般的には六君子湯が勧められることが多いが，筆者は茯苓飲合半夏厚朴湯も使用する場合もあり，あわせて提示する．

1）六君子湯

(1) 特　徴

六君子湯は，最もエビデンスの示されている漢方薬の1つであり，グレリンというペプチドを介した，食欲増強作用などが知られている消化器系の処方である．臨床的には，機能性ディスペプシアという，器質的疾患などがないにもかかわらず慢性な心窩部症状を呈する病態に用いられ，そのガイドラインにも漢方薬の使用も推奨されており，その一角を担うのが六君子湯である[13]．

(2) エビデンス

六君子湯のGERDに対するエビデンスとしては，PPI抵抗性GERDに対し六君子湯を追加投与したところ，PPI倍量投与群と同様に逆流症状・もたれ症状を改善した，との報告がある[14]．残念ながら，咳嗽に対して六君子湯が直接有効との報告はない．

(3) 名前の由来

漢方薬の生薬構成で，主薬のことを君子になぞ

らえて君薬といい，それが6種類配合されていることから，六君子湯と名付けられた．また，生薬構成が四君子湯，二陳湯という処方内容をそれぞれ含んでいることから，「四＋二＝六」で六君子湯ともいう人もいる．ハイフンを入れるとすると，「六-君子-湯」である．

2）茯苓飲合半夏厚朴湯

(1) 特　徴

茯苓飲という胃薬と，半夏厚朴湯というのどの違和感に用いる薬の合剤である．茯苓飲は，食道から胃の噴門部の症状に有効とされ，ゲップを伴う胃の症状に用いられる．半夏厚朴湯は，耳鼻咽喉科医にとっても比較的なじみのある漢方と思われる．咽喉頭異常感症に用いられる処方で，古典には「梅核気」「咽中炙臠」といったのどの症状に関する使用目標がある．この合剤はそれらの両者を狙った処方であり，これも中国の古典に由来するものではなく，近年日本で考案された組み合わせである．

(2) エビデンス

茯苓飲合半夏厚朴湯自体のエビデンスはないが，半夏厚朴湯がGERDに伴う呼吸器症状に有効であることが示されている[15]．

(3) 名前の由来

名前の由来は，茯苓飲と半夏厚朴湯の合剤という意味である．「合」というのは英語でandに相当する．半夏厚朴湯は，半夏と厚朴という生薬を含む煎じ薬なので，「半夏-厚朴-湯」である．一方，茯苓飲も煎じ薬なのだが，理由はわからないが例外的に「飲」という字を当てているので「茯苓-飲」となる．それぞれをあわせると「茯苓-飲-合-半夏-厚朴-湯」となる．

3）GERDに伴う咳嗽に用いる際のコツ

筆者が考える六君子湯と茯苓飲合半夏厚朴湯の使い分けに関しては，咳嗽に伴う症状として胸やけや呑酸などの食道症状が主体の場合は六君子湯を，咳払いや嗄声などの咽喉頭症状が主体の場合は茯苓飲合半夏厚朴湯を，それぞれ使用する．両者とも初めはPPIと同時に処方し，症状が軽快し

て2ヶ月ほどしたら，漢方薬は継続のうえでPPIを休止する．漢方薬はそのまま継続でもよいが，そのうち休薬できる症例も多い．

4．喉頭アレルギー

喉頭アレルギーとは，喘鳴を伴わない乾性咳嗽と咽喉頭異常感があり，アトピー性素因を示唆する所見があるもの，とされる[1]．一般的に，抗ヒスタミン薬が有効とされるが，麻黄附子細辛湯が有効な場合も報告されている[16]．

(1) 麻黄附子細辛湯の特徴

麻黄附子細辛湯は，かぜ症候群の急性期，やや虚証（体力が低下している）の時に用いる処方で，「冷え」を感じている時に適応になる[2]．また，アレルギー性鼻炎や高齢者の水様性鼻漏にも用いられる[16]．

(2) エビデンス

喉頭アレルギー患者に対し麻黄附子細辛湯の内服により，鼻症状，咽喉頭症状，咳嗽が有意に軽快した[17]．『咳嗽GL』[1]にも記載されている漢方薬である．

(3) 名前の由来

麻黄附子細辛湯は麻黄，附子，細辛の3つの生薬から構成され，そのまま生薬名を連結したものである．麻杏甘石湯と同様に『傷寒論』が原典である．ハイフンを入れるとすれば，「麻黄-附子-細辛-湯」となる．

まとめ

咳嗽は最も一般的な症状にもかかわらず，一般的な鎮咳薬の処方のバリエーションが多いとはいえない．そこで注目されるのが漢方薬である．漢方薬には，様々な病態に応じた数多くの処方があり，使い方が正しければ西洋薬以上の効果も期待できるものもある．本来，漢方薬の処方をするためには，東洋医学的な診察・考察を行い，その「証」を考慮する必要がある．しかし，本稿では基本的に「証」を考えないでも処方できる漢方薬を提示した．それは，多くの先生方にまず漢方薬を処方して，その有効性を確かめていただきたいか

らである．本稿が少しでも先生方の咳嗽治療のお役に立てば望外の喜びである．

文　献

1) 日本呼吸器学会　咳嗽に関するガイドライン第2版作成委員会（編）：咳嗽に関するガイドライン　第2版．社団法人日本呼吸器学会, 2012.
2) 巽　浩一郎：漢方治療のてびき．協和企画, 2006.
3) 加藤士郎：遷延したかぜ症候群．：17-29, 高齢者プライマリケア　漢方薬ガイド．中山書店, 2016.
4) Kamei J, Yoshikawa Y, Saitoh A：Antitussive effect of Bakumondoto（Mai-men-dong- tang）in guinea-pigs exposed to cigarette smoke. J Trad Med, **22**：44-48, 2005.
5) 渡邉直人, 成　剛, 福田　健：咳感受性の亢進している気管支喘息患者と非喘息患者に対する麦門冬湯の効果の比較検討．日呼吸誌, **42**：49-55, 2004.
6) Mukaida K, Hattori N, Kondo K, et al：A pilot study of the multiherb Kampo medicine bakumondoto for cough in patients with chronic obstructive pulmonary disease. Phytomedicine, **18**：625-629, 2011.
7) Irifune K, Hamada H, Ito R, et al：Antitussive effect of bakumondoto a fixed kampo medicine（six herbal components）for treatment of post-infectious prolonged cough：controlled clinical pilot study with 19 patients. Phytomedicine, **18**：630-633, 2011.
   Summary 感染後遷延性咳嗽患者に対する非盲検ランダム化パラレル試験で, 麦門冬湯投与群の投与初期（4, 5日目）の咳スコアは, 非投与群と比べ有意に改善した.
8) Iwasaki K, Wang Q, Satoh N, et al：Effects of Qing Fei Tang（TJ-90）on aspiration pneumonia in mice. Phytomedicine, **6**：95-101, 1999.
9) 加藤士郎, 松田俊哉, 中嶋貴秀ほか：慢性閉塞性肺疾患における禁煙と清肺湯併用の臨床的意

義．漢方と最新治療, **14**：260-265, 2005.
10) Wang C, Cao B, Liu QQ, et al：Oseltamivir compared with the Chinese traditional therapy maxingshigan—yinqiaosan in thetreatment of H1N1 influenza：a randomized trial. Ann Intern Med, **155**：217-225, 2011.
11) 宮本昭正, 井上洋西, 北村　諭ほか：TJ-19ツムラ小青竜湯の気管支炎に対する Placebo 対照二重盲検群間比較試験．臨床医薬, **17**：1189-1214, 2001.
   Summary 気管支炎に対する Placebo 対照二重盲検群間比較試験で, 小青竜湯投与群では偽薬群と比べて, 咳の回数, 咳の強さ, 喀痰の切れの症状が有意に改善した.
12) Xie Y, Bowe B, Li T, et al：Risk of death among users of Proton Pump Inhibitors：a longitudinal observational cohort study of United States veterans. BMJ Open, **7**：e015735. doi：10.1136/bmjopen-2016-015735, 2017.
13) 日本消化器病学会（編）：機能性消化管疾患診療ガイドライン 2014—機能性ディスペプシア（FD）．南江堂, 2014.
14) Tominaga K, Iwakiri R, Fujimoto K, et al：Rikkunshito improves symptoms in PPI-refractory GERD patients：a prospective, randomized, multicenter trial in Japan. J Gastroenterol, **47**：284-292, 2012.
15) 加藤士郎, 中嶋貴秀, 松田俊哉ほか：胃食道逆流症に伴う呼吸器症状に対する半夏厚朴湯の有効性．漢方と最新治療, **14**：333-338, 2005.
   Summary GERD に伴う呼吸器症状に対し, 6ヶ月間半夏厚朴湯を投与したところ, 対照群と比べ有意に改善した．また, 投与中止後もその効果は継続した.
16) 木村貴昭：高齢者水様性鼻漏に対する麻黄附子細辛湯の使用経験．耳鼻臨床, **109**：445-448, 2016.
17) 馬場　錬, 宮田　昌, 山川　聡ほか：喉頭アレルギー症例に対する麻黄附子細辛湯の有用性について．アレルギーの臨, **21**：64-68, 2001.

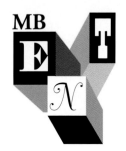

◆特集・耳鼻咽喉科と漢方薬—最新の知見—

乳幼児・子どもに対する耳鼻咽喉科領域での漢方の有用性

内薗明裕*

Abstract 乳幼児・小児の特徴は，彼らが成長と発達の過程にあるという点である．したがって，医療者側は常にそのことを念頭におきつつ診療にあたらなければならない．不用意な抗菌薬の投与が問題視されるようになって久しいが，2017年より厚労省は抗菌薬の適正使用を前面に打ち出してきている．特に子どもに対する抗菌薬の適正使用は重要視されている．漢方薬はウイルス性感染症にも効果があり，様々な活性酸素に対する効果も認められている．このような麻黄剤や柴胡剤を用いた感染症治療もさることながら，感染症を繰り返す虚弱児やアレルギー疾患をもつ子どもたちの体質改善に寄与できる補剤や建中湯類を用いた治療法が漢方の最大の特徴でもある．また，利水剤などによる感染症治療や難治性疾患の治療など今後ますます漢方薬の用途が拡大していくと思われる．

Key words 補中益気湯(Hochuekkito)，黄耆建中湯(Ogikenchuto)，子ども(childhood)，即効性(immediate effect)，安全性(safety)，体質改善(constitution improvement)

はじめに

ヒトは産声を上げたその瞬間から感染症との戦いが始まるといっても過言ではない．帝王切開児は別にして，新生児はそれまでの無菌状態から経産道的に母親から無数の菌をもらって産まれてくる．1日以内に腸管内は善玉菌と悪玉菌の混在状態となる．これでは生きていけないため，通常なら母親からもらった初乳中のラクトフェリンなどの働きで鉄がキレートされ，数日以内にいわゆる悪玉菌が制御され，乳酸菌優位となる．乳酸菌だけは鉄をえさにしないからである．新生児・乳児は，胃酸がまだ十分に出ないので，乳酸菌の作る酸で生体防御に寄与する．それでも感染症は起こる．感染症が起これば抗菌薬を投与され，腸内細菌が乱されてしまう．不用意な抗菌薬の過剰投与は耐性菌の出現を招き，栄養状態を悪化させ，いざというときに有効な薬剤の選択に苦慮するというはめになる．

一方で漢方薬は，単独でも急性感染症に有効な場合が多く，その最大の利点は，ウイルス感染症にも有用であるという点である[1]．

さらには以上のようないわゆるcommon diseaseへの日常的な対応の他に，なかなか治らずにあちこちドクターショッピングを繰り返す疾患群に対する有用性が高いのも漢方薬の特徴であろう．

厚生労働省のホームページによれば，日本人の平均タンパク質摂取量は，全年齢群で不足しているとされる．特に乳幼児においては，タンパク質のみならずビタミンB群・鉄・亜鉛・カルシウムなどの摂取量不足が指摘されている．また，鉄不足による易感染性や糖質摂取過多に伴う耐糖能異常の増加も指摘されている．子どもの健全な成長のためには，まずは食の健全化が重要であるが，それに加えて，医食同源という考え方に基づいて，次第に丈夫になっていく子どもの成長に寄与する力が漢方薬にはあると考える．

---

* Uchizono Akihiro, 〒895-0211 鹿児島県薩摩川内市高城町1945-1 せんだい耳鼻咽喉科，院長

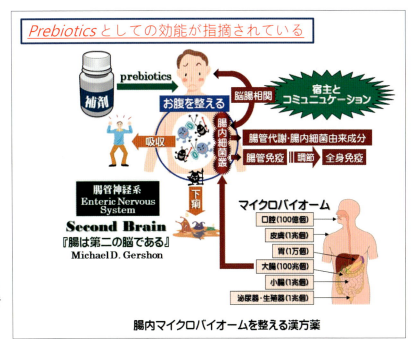

図 1.
漢方薬の腸内細菌に対する効果
(福山大学薬学部漢方薬物解析学研究室の HP より)

漢方薬が寄与できる乳幼児や子どもの病態

1. 補気・補血剤・建中湯類による体質改善

　漢方薬が乳幼児や児童に対して最も効果を発揮する方剤といえば，まず補剤を挙げるべきであろう．中国では補陽剤，韓国では補薬と呼ばれるカテゴリーの漢方薬を我が国では補剤と総称している．漢方薬による治療法には，汗・吐・下・和・清・温・消・補の8種類があるが，このうちで温と補は，病邪に対抗するものではなく，弱体化している生体側に働きかけて治療しようとする方法である[2]．易感染性やアレルギー体質を示すいわゆる虚弱児に対する補剤や建中湯類の有用性については幾多の報告がある[3)~5)]．また，最近の研究では，補剤にはいわゆるプレバイオティクス(prebiotics)としての働きがあることがわかってきている[6)](図1)．

1) 補中益気湯・十全大補湯・人参養栄湯

　これら3方剤は，補剤の代表である．いずれも人参と黄耆を構成生薬の中心に据えており，参耆剤と呼ばれる．これらの中で乳幼児・子どもによく用いられるのが前2者である．消化機能が弱くいわゆる食の細い虚弱児に補中益気湯を用い，さらに皮膚の乾燥や貧血が加われば十全大補湯を選択する．人参養栄湯は，加齢に伴う呼吸器症状や筋力低下や健忘などが使用目標となる．丸山らは十全大補湯による反復性中耳炎児に対する有用性を報告している[7)]．

　症例1：7歳，男児

　【診　断】　アレルギー性鼻炎・反復性感染・虚弱

　【病　歴】　2歳頃から通年性に鼻炎症状があり，季節の変わり目ごとに風邪をひく．抗ヒスタミン薬や抗菌薬を長期にわたって服用中であった．受診時の体重は20 kg．

　【経　過】　補中益気湯エキス顆粒2.5 g(分2)の服用を開始して約1ヶ月後より「元気になってきました．食が細かったのに，よく食べるようになりました」と家族から喜ばれ，その後は感冒に罹患することも少なくなった．以後，2年間，同じ用量で服用を継続した．8歳になってからは，1日量を5.0 g(分2)として継続した．鼻炎症状も軽快し，その半年後より2.5 g(分1)として約1年間継続したが，服用開始からちょうど4年後に廃薬とした．廃薬時点で，年齢は11歳，体重は48 kgとなっていた．

2) 建中湯類

　また，補剤以外では建中湯類による温裏補陽による体質強化の方法がある．温めるという漢方独特のメカニズムが消化機能の未熟な乳幼児・子ど

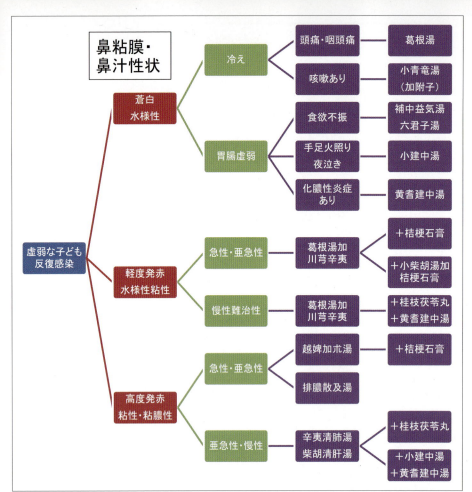

図 2.
補剤・建中湯類の使い分け
(せんだい耳鼻咽喉科)

もに有用なことがある．建中湯類の代表方剤は小建中湯・黄耆建中湯である．ともに小児の虚弱体質が使用目標で，神経質で，前者は夜泣きをよくする，手足がほてっている，頻尿，腹直筋緊張があることなどを目安に用いるが，さらに化膿性病巣やアレルギー性疾患を伴い，皮膚の傷んでいる症例では前者に黄耆を加えた後者が大変有用である．建中湯類に含まれる主薬の膠飴は麦芽糖であるが，現在でいうところのオリゴ糖と考えてよい．アレルギー性疾患に対するプレバイオティクスとしてのオリゴ糖の効果はよく知られるところである[8]．したがって，現代医学的にみてもアレルギー性鼻炎・副鼻腔炎を伴う疾患群に有用で，特に化膿性病態を伴う反復性中耳炎症例に用いるとその効能が発揮されると思われる．また，上気道感染を繰り返し，副鼻腔炎が消長する症例などに辛夷清肺湯と併用すると効果が高い．

症例2：1歳2ヶ月，男児
【診　断】　両側反復性中耳炎・易感染性
【病　歴】　生後半年頃より，上気道感染症を反復しており，そのたびに両側急性中耳炎を繰り返している．鼓膜切開を順次実施しているが，起炎菌は変遷し，耐性菌が検出される．色白で乳児ながらアレルギー性鼻炎の所見を呈しており，家族歴にも両親にアレルギー性疾患を認めている．数日来の発熱と膿性鼻汁，湿性咳嗽で受診した．
【現　症】　体重7kg，体温37.5℃．右鼓膜は穿孔しており膿性耳漏を認めた．鼻汁も膿性で湿性咳嗽を認めた．食欲やや低下．下痢なし．
【治療経過】　右耳漏より起炎菌を同定（耐性インフルエンザ菌）し，適切な抗菌薬を選択するとともに，膿性鼻汁とアレルギー混在と判断し，基本薬として当初2週間ぐらいは小建中湯エキス顆粒2.5gを用いたが，化膿性病態を反復するため

に黄耆建中湯エキス顆粒3.0 g（分2）に変更してさらに辛夷清肺湯エキス顆粒2.5 gを合方として分2として投与しつつ頻回に鼻の治療を施行した。1ヶ月経過後から次第に鼻汁量も減少し、上気道炎を起こす回数が減少した。2週間以上鼻汁が出ない期間もみられるようになり、上気道炎に感染しても治りが早くなってきた。4ヶ月後、膿性鼻汁がほとんど認められなくなったために、黄耆建中湯のみとして継続治療している。初診から1年半を経過して現在も定期的に観察中である。図2に、虚弱児の病態への補剤と建中湯類の当院での使い分けをまとめてみた。

2. いわゆるcommon diseaseに対する治療の即効性・安全性を期待して使用する用法

風邪や腹痛・嘔吐といった幼小児によくみられる疾患群では、不用意に解熱薬、抗菌薬や制吐薬、止痢薬などが投与されがちである。しかしながら、疾患の本質に照らすとそれらの薬剤が必ずしも児にとって有用であるとはいえない。漢方薬は、病態に伴って生体内の恒常性を保とうという性格を有していることが最近の研究でもわかってきており、さらには、構成生薬そのものに抗酸化作用を有するものが少なくない。病原体やそれ以外の外的要因によってもたらされる酸化ストレスに対抗できるのが漢方薬の優れた特性である。

1）五苓散による嘔吐症の治療

最近アクアポリンという水分子のみを選択的に通過させることができる膜蛋白が発見され、細胞への水の取り込みに関係していることがわかってきた。五苓散は、アクアポリン4を阻害することで脱水を防止する作用を有していることが解明されている[9]。そのため通常の利尿作用とは違い、体内の水分分布を調節する作用がある。小児の嘔吐症では、かなりの即効性を持って作用する。いわゆる利水作用である。

症例3：5歳、女児
【**主　訴**】　気分不良、嘔吐
【**現病歴**】　受診日前日の昼過ぎより、気分が悪いと言いだし、発熱38℃。夜間に、嘔吐あり。翌朝も吐き気強く、数回嘔吐する。熱は37℃に下がっている。

【**受診時所見**】　体重：17 kg。顔色蒼白、気分が悪そうで、診察台にもたれる感じ。舌は薄い白苔があり、歯圧痕を認める。耳鼻には特別の所見なし。

【**治療経過**】　流行状況より感冒性嘔吐症と判断して、五苓散エキス顆粒2.5 gをその場で湯に溶いて飲みやすい温度に冷まして少しずつ口に含むようにして服用させた。服用中は吐き気が強かったが、服用を続けさせた。服用後15分ほどで顔色が改善して気分も良くなったので同方を朝夕の服用として3日分処方した。経過を確認したところ翌朝には悪心・嘔吐は消失して普通に食事がとれたということでそのまま廃薬とした。

漢方製剤の即効性については過去いくつもの報告がある。当院では、急性疾患の場合には外来での即時内服を試みることにしている。図3は、当院で実施した外来即時内服の効果を示したものである。2014年1年間に、500例の症例に対して外来での即時内服を実施した。そのうち30分以内に効果を評価できた症例が292例で、症候別には咳嗽、頭痛、咽頭痛が三大症候であった。これらのうちで、症候を問わず、全体として内服前の症候の程度を10とした場合に5以下に程度が改善した症例は、126例（43.2％）であった。中でも五苓散の効果は高く、単独投与症例30例中21例（70％）が5/10に改善した。

2）急性上気道感染症の治療
（1）抗菌薬を使用せずに対処

乳幼児の上気道感染症の大半はウイルス性であるといわれている。インフルエンザウイルスやヘルペスウイルス以外のウイルスに有効な薬剤は今のところ開発されていない。麻黄湯や葛根湯を初めとする麻黄剤や桂枝湯から派生した多くの方剤が、上気道感染症の治療に有用である[1]。細菌感染症であることが判明した場合には、当然抗生剤や抗菌薬などの抗菌薬が必要となることもあるが、いわゆる風邪症候群の初期には漢方薬が使いやすい。

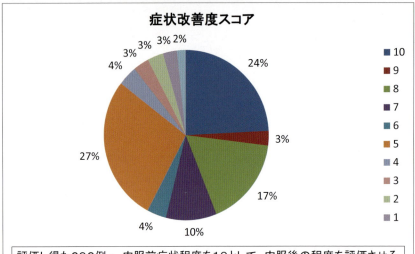

図 3.
院内での即時内服の効果
（総数 500 例）

西洋薬の場合，感冒症候群で処方されるのは解熱鎮痛薬や抗ヒスタミン薬，鎮咳薬，気管支拡張薬などである．漢方薬ではこれらの症状を麻黄剤がすべて一手に引き受けてくれる．さらに患児の体質や病状により使い分けることができる．

たとえば悪寒を伴っていて汗が十分に出ていない場合には，麻黄湯や葛根湯を用いて発汗を促し，すでに発汗を認めている場合には，桂枝湯や桂枝麻黄各半湯や柴胡桂枝湯を用いる．

また，悪寒がなくて高熱が中心の場合には，冷やす作用を有する石膏を含む製剤を併用して体温が上がりすぎないようにする．例えば葛根湯と桔梗石膏を併用したり，葛根湯と小柴胡湯加桔梗石膏を併用したりすればよい．

症例 4：5 歳，男児
【診　断】　感冒後の急性副鼻腔炎と急性咽頭喉頭炎
【病　歴】　従来慢性鼻炎で時々治療を受けていた．流行中の感冒に感染して，発熱，鼻汁，鼻閉，朝の咽頭痛が出現した．一晩で解熱したが以後も鼻汁と鼻閉が治まらず，湿性咳嗽を伴うようになり不眠を伴うということで発症から 3 日目に受診した．
【現　症】　体重：18 kg．両側鼓膜正常．鼻鏡所見では，下甲介の発赤と腫脹を認め，中鼻道は閉鎖しており，粘膿性鼻汁を認めた．咽頭は軽度の発赤を認め，粘膿性の後鼻漏を認めた．下痢や腹痛などの消化器症状なく食欲良好．
【治療経過】　急性副鼻腔炎と急性咽頭喉頭炎と判断して，葛根湯加川芎辛夷 2.5 g と小柴胡湯加桔梗石膏 2.5 g を合方して分 2 として処方した．まずは外来で試服させ，服用可能であることを確認して 5 日分を処方した．5 日後に来院して，鼻閉は 2 日目から軽くなり始めて軽快中であるとのことであった．鼻内所見も粘膜の発赤も改善傾向のため，さらに 5 日分を処方して，鼻洗浄を実施した．以後軽快した．

最近の研究では，表 1 に示したように，いくつかの生薬や方剤が活性酸素の除去作用を持つことがわかってきている．ここにも上気道感染症などに伴う漢方薬の有効性が示されている．

3）漢方薬以外に有用な治療薬が少ない疾患群（難治性病態）への応用
(1) めまい・起立性調節障害

メニエール病や突発性難聴などの内耳性めまいは，主として成人の割合が多いが思春期にみられるめまい症は少なくない．成長期に伴う栄養障害や精神的身体的ストレスが原因となり，登校拒否になったりしてドクターショッピングを繰り返す症例が多々みられる．このような症例でめまいを訴える患児は，西洋医学的には起立性調節障害の要件を満たす場合が多い．朝起きるのが苦手で，

表 1. 漢方薬の活性酸素除去作用

方剤名	抗酸化作用　除去する活性酸素の種類など	出典など
黄連解毒湯・半夏瀉心湯	スーパーオキサイド(O₂⁻)，ヒドロキシラジカル(OH⁻)，除去作用	14)
荊芥連翹湯	好中球由来 O₂⁻，OH⁻，除去	15)
桂枝茯苓丸	活性酸素による脂質の過酸化を抑制	16)
四逆散	活性酸素消去・脂質過酸化抑制	17)
大黄および大黄牡丹皮湯	SOD，カタラーゼ，グルタチオンペルオキシダーゼ活性上昇	
八味地黄丸	O₂⁻・OH⁻の産生を濃度依存的に抑制	
越婢加朮湯	活性酸素除去作用	
柴胡剤・補気剤・補血剤における抗酸化作用	小柴胡湯＞温清飲＞補中益気湯＞十全大補湯＞四物湯＞人参養栄湯	17)

自分では起きられず，その割に夜更かしは平気で，遅くまで起きてスマートフォンをいじっているといった症例がよくみられる．回転性めまいを訴えることは少なく，シェロングテストが陽性のことが多い．山本は，このようなタイプをフクロウ型人間と称して，基本薬として苓桂朮甘湯を用いて対処している[10]．また，手掌発汗が著明で，腹皮拘急や胸脇苦満を認め，いわゆる肝鬱の証で，四逆散の方意を満たしている症例がよくみられる．このような症例では，苓桂朮甘湯と四逆散との併用の有用性が高い．

症例 5：9 歳，女児

【主　訴】　フラフラ感と頭痛

【病　歴】　10 ヶ月前ぐらいから，時間に無関係に時々フラフラする．たまに頭がずきずき痛むこともある．9 ヶ月前に小児科を受診して血液検査を受けるも貧血はないといわれて，様子をみていたが，改善しないために知人の紹介で受診した．

【現　症】　身長：133 cm，体重：31.5 kg．耳鼻咽喉科的診察：異常なし．シェロングテスト：陽性．

東洋医学的所見：脈沈弦．手掌発汗著明．腹診では両側の胸脇苦満並びに腹皮拘急が著明．

血液検査：AST 20，ALT 7，γ-GT 11，BUN 13.5，Cr 0.43，LDL 66，フェリチン 40.9，Zn 59，MCV 86，好中球／リンパ球比 61.3/30.4，UA 3.5

【診断と治療経過】　西洋医学的には，起立性調節障害，鉄欠乏性貧血，ビタミン B 群不足，自律神経失調（交感神経緊張状態）．東洋医学的には，水毒，気逆，肝鬱と判断した．

苓桂朮甘湯エキス顆粒 5.0 g，四逆散エキス顆粒 5.0 g を併用して分 2 で 1 週間分処方して，食事療法（タンパク質摂取の増量・糖質過剰摂取の制限など）を含めた生活指導を行った．

1 週間後ふらつきは 3/10 に改善した．さらに 1 週間処方して，2 週間後にはふらつきは消失したため栄養指導のみとして廃薬とした．

(2) 頑固な咳嗽・危険な咳嗽

乳幼児の上気道炎初期に，犬吠様の咳嗽を呈することがある．急性喉頭炎の症状である．西洋医学的には，抗生剤の全身投与やエピネフリンやステロイド吸入を行うような重症例もある．呼吸困難がまださほどひどくなくて犬吠様咳嗽を呈している症例には漢方が役立つことがある．

症例 6：2 歳 6 ヶ月，男児

【主　訴】　犬吠様咳嗽，咳嗽発作時の呼吸苦

【病　歴】　2 日前より 40℃の熱発あり．小児科を受診し，急性気管支炎と診断され，セフェム系・マクロライド系抗生剤の併用投与ならびに気管支拡張剤などの処方を受けるも犬吠様咳嗽がみられるため心配で同日に受診した．同日受診のため前医処方にて観察するように指示して帰宅させたが，同薬剤を内服するも熱が弛張し，犬吠様咳嗽が持続しているため 3 日後に再診した．

【現　症】　体重 11 kg，体温 37.2℃．両鼓膜正常．粘膿性鼻汁(＋)，咽頭発赤(＋)，顔面紅潮，脈浮，便秘傾向あり．胸部呼吸音ほぼ良好．SpO₂＝98%，咳嗽はいわゆる犬吠様で機嫌不良であった．

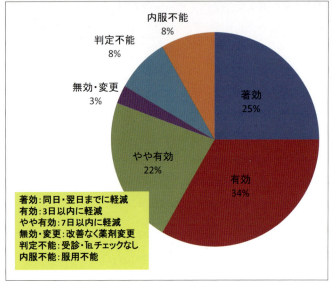

図 4.
5歳以下児に対する柴陥湯の臨床効果(n＝36)
(せんだい耳鼻咽喉科 2013/1/1〜2014/1/31)

【治療経過】 前医処方は継続として，柴陥湯エキス顆粒 2.5 g 分 3 として，その場で一服内服させた．内服できることを確認して，4日分を処方した．翌日に，咳嗽は犬吠様から湿性に変化してその後数日で軽快した．ところが1週間後に，再度熱発し，小児科を受診した．インフルエンザ迅速検査で陽性反応が出たため，抗ウイルス薬を処方されてその翌日には解熱したが，その後犬吠様咳嗽が再燃したため母親が同漢方方剤を希望して来院した．同方処方にて軽快した．

このように子どもの犬吠様咳嗽には，西洋薬との併用で有用なことが多い．図4に5歳以下の子どもの犬吠様咳嗽36例に対する当院での治療成績を示した．うち21例(59%)が著効(1日以内の改善)または有効(3日以内の改善)であった．犬吠様咳嗽でなく，湿性咳嗽の場合には，麻黄と石膏を含む方剤が有用である．麻杏甘石湯やもともと冷え性タイプでは五虎湯が有用と思われる．

小児の漢方治療の問題点

小児に対する漢方療の有用性は高いものの，常につきまとう問題が以下の4つであろう．
1．如何にして服用させるか？
2．服用量をどうするか？
3．いつまで続けるのか？
4．副作用に対する対応はどうするのか？

1．如何にして服用させるか？

早い時期から甘いものを飲んだり食べたりしている今の子どもたちにエキス剤といえども，漢方薬を服用させるのは大仕事である．これまでにも多くの先人たちが工夫を凝らしてきている．広瀬は，砂糖を混ぜたり，オブラートで包んだり，きなこや蜂蜜を混ぜたりして服用させる工夫を紹介しているが，乳児ではボツリヌス菌の影響を考えて蜂蜜は避けるべきだとしている[11]．しかし，結局最後は服用させたいという母親の一念ではないかと記している．また，チョコレートシロップやチョコレートエキスなどに混ぜる方法を用いている報告もある[12]．筆者の場合には，糖分の多いものとの混合はなるべく避けたいと考えているので，最近では，くず湯に混ぜたり，市販の漢方服用ゼリーを用いることが多い．

まずは，服用できるかどうか，即効性があるかどうかを確認するために，先述のように，外来で即時内服を試みるようにしている．乳幼児の場合には，くず湯に溶いて食べさせるか，漢方薬服用ゼリーに混ぜて食べさせてみる．5歳以上の聞き分けの良さそうな子どもの場合には，エキス剤を湯に溶いて冷まして(氷で冷ます)そのまま一口ずつ服用させてみる．特に五苓散などは，口に含んでしばらく保持しているだけでも効果が期待できるので，飲み込むことができない児でも，しばらく含んでいて，その後にはき出させてもよい．嫌

がらずに食べたり飲んだりしてくれるようなら数日分の処方を持たせるとよい．また，過去の報告にもあるように母親が服用できない薬剤は，子どもも難しいだろうという考えから，母親にも服用してもらい飲み心地を試してもらうこともある[12]．

また，服用しにくい薬剤には建中湯類を混合して甘くして飲ませるような工夫もしている．先述の辛夷清肺湯と黄耆建中湯の混合法がその1つである．それでもどうしても飲んでくれない子どもには無理強いはしないようにしている．漢方薬を飲ませることが目的ではなくて病気を寛解に持ち込むことが目的だからである．食生活改善などを重点的に行うようにして，なるべく薬剤に頼ることのないように指導している．

2．服用量をどうするか？

エキス製剤の子どもの服用量に関しては，各メーカーの使用説明書では原則として，2歳未満では成人用量の1/4以下，2歳以上4歳未満では1/3，4歳以上7歳未満では1/2，7歳以上15歳未満では2/3の量で投与するとされているのでこれを参考にすればよい．そのうえで効果や副反応を見つつ，増減していくのがよい．

3．いつまで続けるのか？

この問題は子どもだけではなく成人でも常に重要である．筆者の場合には，2週間を目安にして判断するようにしている．全く好転反応がない場合には，再度見直して処方を変えるようにしている．効果があって，症状が消失した場合には，なるべく早めに廃薬とする方針であるが，患者や家族が希望する場合には，副作用の発現に注意しながら継続処方することも多い．

4．副作用に対する対応

漢方生薬には，よく知られた副作用を有するものがあるので，常に注意を怠ってはいけない．甘草による低カリウム血症（偽アルドステロン症）に端を発する高血圧，さらには筋力低下や横紋筋融解，うっ血性心不全．黄芩による肝機能障害や間質性肺炎，山梔子による腸管脈静脈硬化症といった重症なケースは見逃さないようにしなければな

らない．

その他にも，桂皮や黄耆などによるアレルギー反応や麻黄や地黄による消化器障害なども常に注意を払っておく必要がある[13]．そのためには，投与前に血液検査を実施しておくか，これまでの健康診断などの結果を提示してもらい薬剤投与が可能かどうかは処方前に確認しておくのが最善である．さらには，再診時に副反応の有無をきちんと確認して服用に問題がなかったかどうかを厳重に確認しなければならない．

しかしながら，乳幼児の場合には投与前の血液検査による全身状態の確認は実際的ではない．したがって，診察時の細かい問診が重要となる．聞き漏らしがないように，決まった様式での問診票を用意して記載してもらったり，診察前に看護師による詳細な聞き取りが必須となる．不用意な薬剤投与は病気を治せないどころか患者を害するばかりになりかねない．

疑わしきは薬剤不投与または中止が原則である．

まとめ：子どもに漢方ができること

以上，乳幼児・子どもに対する漢方療法の意義と可能性について論じてみたが，まとめると以下のようになる．

1）まず，食養生を指導すること

医食同源を再確認して日常の食養生を進めるうえで補剤・建中湯類を中心とした方剤を有効利用して体力の向上をはかる．

2）発育を妨げないこと

乳幼児・子どもは常に発育・発達という過程の中にあることを考慮して，それを阻害する活性酸素を除去する生薬構成の方剤を利用することにより，抗菌薬などの薬剤の乱用を避け，腸内菌叢を乱さないようにする．

3）発育に伴う病態の改善に利用する

思春期を中心とする成長期に認められるめまいや習慣性頭痛などの難治な病態を理解して，心と体のバランスを調整するような方剤を利用してその調整に寄与する．

文　献

1) 広瀬滋之，岩山清三，安井正之ほか：学童のかぜ候群に対するEP816の臨床的検討．基礎と臨床，**26**：2617-2628，1992.
   Summary　学童のかぜ症候群81例に葛根湯を投与して，寒気，発熱，だるさ，肩・首筋のこわばり，頭痛，咽頭痛にすぐれた効果がみられた．全般改善度は1日目で改善以上が45.7%，やや改善以上75.6%であった．

2) 内薗明裕：漢方薬はどこまで有効か．耳鼻咽喉科診療で用いる漢方薬．補中益気湯，十全大補湯．JOHNS，**29**：1993-1998，2013.

3) 荻野　敏：アレルギー性鼻炎に対する補中益気湯の使用経験．Prog Med，**15**：1472-1475，1995.

4) 坂東正造，福冨稔明：補益と補養剤．坂東正造，福冨稔明（編），75-78，山本巌の臨床漢方第1版．メディカルユーコン，2010.

5) 宮川三平，マックバーランド優美子，谷口由枝ほか：小児虚弱体質に対する漢方薬療法．日小東洋医会誌，**14**：23-26，1998.
   Summary　小児の虚弱体質（易感染児）に対して，従来の随証治療に加えて，T細胞サブセットを用いて漢方製剤の選択を試みた．CD4低値を示す虚弱体質に対しては小柴胡湯を選択し，CD8低値を示す虚弱体質に対しては，小建中湯を選択した．結果，双方でCD4，CD8が上昇して正常化した．

6) Takashima K, Munakata K, Tsuji K, et al：Kampo medicines induce formula-dependent changes in the intestinal flora of mice. J Trad Med，**29**：179-185，2012.
   Summary　マウスに十全大補湯，補中益気湯，葛根湯，黄連解毒湯1 g/kg/day連日2週間経口投与し，糞便を採取して，腸内細菌叢を網羅的に解析した結果，糞便中の細菌叢は「control・十全大補湯・補中益気湯」「黄連解毒湯・葛根湯」の2つのパターンに大別された．処方間での顕著な差はおおむね認められなかった

が，十全大補湯，補中益気湯については，その処方によって異なる影響を腸内フローラに与えること，その変化は腸内細菌のバランスを大きく変えるものではないが，特定のpopulationにspecificな影響を与えている可能性がある．

7) 丸山裕美子，星田　茂，伊藤真人ほか：小児反復性中耳炎に対する十全大補湯の効果．耳鼻臨床，**100**：127-135，2007.

8) 門田吉弘，栃尾　功，古賀泰裕ほか：1-ケストースの通年性アレルギー性鼻炎改善効果．アレルギーの臨床，**496**：54-59，2017.

9) 磯濱洋一郎：五苓散のアクアポリンを介した水分代謝調節メカニズム．Science of Kampo Medicine 漢方医学，**35**：186-189，2011.

10) 山本　巌：苓桂朮甘湯について（1）：690-716，東医雑録（1）．燎原書店，2004.

11) 広瀬滋之：漢方薬の飲み方・飲ませ方：35-37，ドクター広瀬の0歳児からの漢方相談室．光雲社，1991.

12) 池野一秀：子どもに漢方薬を飲んでもらう工夫．漢方と診療，**3**：14-16，2012.

13) 安井廣迪：漢方薬物学．使用上の注意：111-113，医学生のための漢方医学（基礎編）．東洋学術出版社，2008.

14) 吉川敏一，高橋周史，内藤裕二ほか：漢方薬の活性酸素産生系に及ぼす影響．医学の歩み，**152**：741-742，1990.

15) 赤松浩彦：尋常性座瘡における好中球由来活性酸素の意義．第3回アクネ研究懇話会記録集：19-24，1996.

16) 戸田勝男，木村通郎，大西基代ほか：駆瘀血剤のリン脂質，リポ蛋白過酸化に対する作用．和漢薬医学雑誌，**8**：318-319，1991.

17) 吉川敏一，高橋周史，近藤元治：各種和漢薬の抗酸化能ならびに虚血再灌流惹起性胃粘膜障害に対する阻止効果．Prog Med，**11**：502-506，1991.

会 告

一般社団法人日本頭頸部癌学会　第10回教育セミナーのご案内

一般社団法人　日本頭頸部癌学会

教育委員会委員長　　佐々木　徹

　一般社団法人日本頭頸部癌学会主催第10回教育セミナーを下記の要領で開催いたしますのでご案内申し上げます．会場は「石川県立音楽堂　邦楽ホール」です．第43回日本頭頸部癌学会会場からは徒歩で3分ほどの別会場となります．第10回教育セミナーの内容は1)頭頸部癌総論，2)口腔癌(舌癌)，3)中咽頭癌と致しました．本セミナー受講者には日本がん治療認定医機構の学術単位(3単位)，日本口腔外科学会専門医制度の資格更新のための研修単位(5単位)，日本耳鼻咽喉科学会専門医資格更新の学術業績・診療以外の活動実績(0.5単位)が与えられます．また，日本頭頸部外科学会主催頭頸部がん専門医申請資格の学術活動として認められますので，多数のご参加をお待ちしております．なお，日本耳鼻咽喉科学会専門医の方は必ずICカードをお持ちください．今回より専門医ICカードのみでの受付となります．

　セミナー当日には翌13日からの第43回日本頭頸部癌学会の受付等は行っておりません．

記

1．日　　時：2019年6月12日(水)　12：30～17：30(予定)

2．会　　場：石川県立音楽堂　邦楽ホール

　　　　　　　〒920-0856　石川県金沢市昭和町20-1(金沢駅兼六園口)

　　　　　　　TEL：076-232-8111(代)／FAX：076-232-8101

　　　　　　　URL：https://ongakudo.jp/c_hall/c_hougaku/70

3．内　　容：テーマ1．頭頸部癌総論　　テーマ2．口腔癌(舌癌)　　テーマ3．中咽頭癌

4．受講料：5,000円　「第10回教育セミナー」と明記の上，下記口座にお振り込みください．

　　　　　　　郵便振替口座　00190-2-420734　　一般社団法人　日本頭頸部癌学会

5．定　　員：400名　なおHPからの事前登録はいたしません．

6．応募方法：原則当日受付は行いません．席に余裕がある場合には受講のみは可能としますが，いかなる理由であっても当日受付での受講修了証の発行は致しませんのでご注意ください．

　・必要事項(氏名・フリガナ，本学会員の有無，所属住所・電話番号，所属先，e-mailアドレス)をご記入のうえ，

　　〒135-0033東京都江東区深川2-4-11　一ツ橋印刷(株)学会事務センター内,

　　日本頭頸部癌学会セミナー担当宛にお送りください．

　　TEL：03-5620-1953／FAX：03-5620-1960

　・参加費の振り込みが確認され次第，参加受付証を郵送いたします．

　・申し込み締め切りは2019年5月31日(金)(必着)です．先着順に受付いたします．

　・参加資格：特に規定はありません(ただし，一般の方は対象としておりません)．

　　医師以外のメディカルスタッフの方も歓迎いたします．医学生，初期研修医，医師以外のメディカルスタッフの方は，参加費は無料ですがその場合，指導教授(医)または本学会員の証明が必要です．本学会HP内の案内に書式を掲載する予定です．

FAXによる注文・住所変更届け

改定：2015年1月

　毎度ご購読いただきましてありがとうございます.

　読者の皆様方に小社の本をより確実にお届けさせていただくために，FAXでのご注文・住所変更届けを受けつけております. この機会に是非ご利用ください.

◎ご利用方法

　FAX専用注文書・住所変更届けは，そのまま切り離してFAX用紙としてご利用ください. また，注文の場合手続き終了後，ご購入商品と郵便振替用紙を同封してお送りいたします. **代金が5,000円をこえる場合，代金引換便とさせて頂きます.** その他，申し込み・変更届けの方法は電話，郵便はがきも同様です.

◎代金引換について

　本の代金が5,000円をこえる場合，代金引換とさせて頂きます. 配達員が商品をお届けした際に，現金またはクレジットカード・デビットカードにて代金を配達員にお支払い下さい(本の代金＋消費税＋送料). (※年間定期購読と同時に5,000円をこえるご注文を頂いた場合は代金引換とはなりません. 郵便振替用紙を同封して発送いたします. 代金後払いという形になります. 送料は定期購読を含むご注文の場合は頂きません)

◎年間定期購読のお申し込みについて

　年間定期購読は，1年分を前金で頂いておりますため，代金引換とはなりません. 郵便振替用紙を本と同封または別送いたします. 送料無料，また何月号からでもお申込み頂けます.

　毎年末，次年度定期購読のご案内をお送りいたしますので，定期購読更新のお手間が非常に少なく済みます.

◎住所変更届けについて

　年間購読をお申し込みされております方は，その期間中お届け先が変更します際，必ずご連絡下さいますようよろしくお願い致します.

◎取消，変更について

　取消，変更につきましては，お早めにFAX，お電話でお知らせ下さい.

　返品は，原則として受けつけておりませんが，返品の場合の郵送料はお客様負担とさせていただきます. その際は必ず小社へご連絡ください.

◎ご送本について

　ご送本につきましては，ご注文がありましてから約1週間前後とみていただきたいと思います. お急ぎの方は，ご注文の際にその旨をご記入ください. 至急送らせていただきます. 2〜3日でお手元に届くように手配いたします.

◎個人情報の利用目的

　お客様から収集させていただいた個人情報，ご注文情報は本サービスを提供する目的(本の発送，ご注文内容の確認，問い合わせに対しての回答等)以外には利用することはございません.

　その他，ご不明な点は小社までご連絡ください.

株式会社 全日本病院出版会

〒113-0033 東京都文京区本郷3-16-4-7F
電話 03(5689)5989　FAX03(5689)8030　郵便振替口座 00160-9-58753

年　月　日

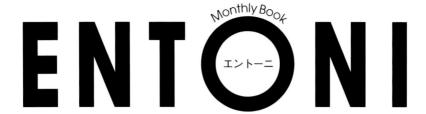

FAX 専用注文書

「Monthly Book ENTONI」誌のご注文の際は，このFAX専用注文書もご利用頂けます．また電話でのお申し込みも受け付けております．
毎月確実に入手したい方には年間購読申し込みをお勧めいたします．また各号1冊からの注文もできますので，お気軽にお問い合わせください．

バックナンバー合計
5,000円以上のご注文
は代金引換発送

―お問い合わせ先―
㈱全日本病院出版会　営業部
電話 03(5689)5989　　FAX 03(5689)8030

□年間定期購読申し込み　No.　　から
□バックナンバー申し込み

No. - 冊	No. - 冊	No. - 冊	No. - 冊
No. - 冊	No. - 冊	No. - 冊	No. - 冊
No. - 冊	No. - 冊	No. - 冊	No. - 冊
No. - 冊	No. - 冊	No. - 冊	No. - 冊

□他誌ご注文

　　　　　冊　　　　　　　　　　　　　　　冊

お名前	フリガナ ㊞	診療科

ご送付先　〒　-

　　　　□自宅　　□お勤め先

電話番号　　　　　　　　　　　　　　　　□自宅
　　　　　　　　　　　　　　　　　　　　□お勤め先

FAX 03-5689-8030 全日本病院出版会行

FAX 03-5689-8030
全日本病院出版会行

年　月　日

住 所 変 更 届 け

お 名 前	フリガナ	
お客様番号		毎回お送りしています封筒のお名前の右上に印字されております8ケタの番号をご記入下さい。
新お届け先	〒　　　都道府県	
新電話番号	（　　　　）	
変更日付	年　月　日より	月号より
旧お届け先	〒	

※ 年間購読を注文されております雑誌・書籍名に✓を付けて下さい。

☐ Monthly Book Orthopaedics （月刊誌）
☐ Monthly Book Derma. （月刊誌）
☐ 整形外科最小侵襲手術ジャーナル （季刊誌）
☐ Monthly Book Medical Rehabilitation （月刊誌）
☐ Monthly Book ENTONI （月刊誌）
☐ PEPARS （月刊誌）
☐ Monthly Book OCULISTA （月刊誌）

FAX 03-5689-8030
全日本病院出版会行

Monthly Book ENTONI バックナンバー

2019. 2. 現在

No.166 編集企画／宇佐美真一
耳鼻咽喉科医が見落としてはいけない中枢疾患
(増刊号) 5,400 円＋税

No.172 編集企画／吉崎智一
知っておきたい甲状腺診療─検査から専門治療まで─
(増大号) 4,800 円＋税

No.179 編集企画／村上信五
診断・治療に必要な耳鼻咽喉科臨床検査
　　─活用の point と pitfall─
(増刊号) 5,400 円＋税

No.185 編集企画／渡辺行雄
耳鼻咽喉科漢方処方ベストマッチ
(増大号) 4,800 円＋税

No.186 編集企画／原　晃
耳鳴のすべて

No.188 編集企画／植田広海
聴覚異常感をどう診る・どう治す

No.189 編集企画／北原　糺
めまい・ふらつきの診かた・治しかた

No.190 編集企画／大島猛史
耳鼻咽喉科における高齢者への投薬

No.191 編集企画／宮崎総一郎
睡眠時無呼吸症候群における CPAP の正しい使い方

No.192 編集企画／髙橋晴雄
耳鼻咽喉科スキルアップ 32─私のポイント─
(増刊号) 5,400 円＋税

No.193 編集企画／岡本美孝
アレルギー性鼻炎と舌下免疫療法

No.194 編集企画／原渕保明
女性医師が語る！治療法を変えるべきタイミング
　　─私の経験・方針─

No.195 編集企画／岸本誠司
下咽頭癌・咽頭癌治療はここまできた

No.196 編集企画／久　育男
知っておきたい！高齢者の摂食嚥下障害
　　─基本・管理・診療─
(増大号) 4,800 円＋税

No.197 編集企画／清水猛史
喘息と耳鼻咽喉科疾患

No.198 編集企画／中川尚志
顔面神経麻痺の治療アプローチ

No.199 編集企画／三輪高喜
難治性口内炎─早期治療のコツ─

No.200 編集企画／武田憲昭
めまい頻用薬の選び方・上手な使い方

No.201 編集企画／小林俊光
耳管の検査と処置─治療効果を上げるコツ─

No.202 編集企画／倉富勇一郎
頭頸部癌の早期発見のポイント─コツと pitfall─

No.203 編集企画／栢森良二
顔面神経麻痺のリハビリテーションによる機能回復

No.204 編集企画／大久保公裕
小児のアレルギー性疾患 update

No.205 編集企画／氷見徹夫
診断に苦慮した耳鼻咽喉科疾患
　　─私が経験した症例を中心に─
(増刊号) 5,400 円＋税

No.206 編集企画／伊藤真人
親がナットク！こどものみみ・はな・のど外来

No.207 編集企画／鈴鹿有子
女性の診かた─年齢・病態に応じた治療戦略─

No.208 編集企画／欠畑誠治
中耳・内耳疾患を見逃さない！

No.209 編集企画／竹内裕美
好酸球性副鼻腔炎の効果的な治療法─私の治療戦略─

No.210 編集企画／黒野祐一
もう迷わない耳鼻咽喉科疾患に対する向精神薬の使い方
(増大号) 4,800 円＋税

No.211 編集企画／佐藤宏昭
老人性難聴への効果的アプローチ

No.212 編集企画／小島博己
かぜ症状の診療戦略

No.213 編集企画／小川　郁
心因性疾患診療の最新スキル

No.214 編集企画／堀井　新
"めまい"診断の落とし穴─落ちないための心得─

No.215 編集企画／太田伸男
口腔・舌病変をみる─初期病変も見逃さないポイント─

No.216 編集企画／鴻　信義
実践！内視鏡下鼻内副鼻腔手術─コツと注意点─

No.217 編集企画／吉田尚弘
わかりやすい ANCA 関連血管炎性中耳炎(OMAAV)
　　─早期診断と治療─

No.218 編集企画／守本倫子
耳鼻咽喉科における新生児・乳幼児・小児への投薬
　　─update─
(増刊号) 5,400 円＋税

No.219 編集企画／松根彰志
ネブライザー療法─治療効果を高めるコツ─

No.220 編集企画／川内秀之
あなどれない扁桃・扁桃周囲病変の診断と治療

No.221 編集企画／曾根三千彦
ここが知りたい耳鼻咽喉科に必要な他科の知識

No.222 編集企画／西野　宏
子どもから大人までの唾液腺疾患─鑑別の要点─

No.223 編集企画／坂田俊文
みみ・はな・のど診断　これだけは行ってほしい
　　決め手の検査
(増刊号) 4,800 円＋税

No.224 編集企画／保富宗城
子どもの中耳炎 Q & A

No.225 編集企画／喜多村　健
高齢者のみみ・はな・のど診療マニュアル

No.226 編集企画／大森孝一
災害時における耳鼻咽喉科の対応

No.227 編集企画／林　達哉
小児の反復性症例にどう対応するか

No.228 編集企画／鈴木元彦
鼻出血の対応

通常号⇒2,500 円＋税
※No.183 以前発行のバックナンバー，各目次等
　の詳しい内容は HP（www.zenniti.com）をご
　覧下さい.

次号予告

子どもの睡眠・呼吸障害
―病態・合併症・治療―

No.230（2019 年 4 月号）
編集企画／帝京大学ちば総合医療センター教授
鈴木　雅明

小児睡眠呼吸障害
　―現時点における考え方―　鈴木　雅明
乳幼児における呼吸調節　小保内俊雅
乳幼児突然死症候群（Sudden Infant
　Death Symdrome；SIDS）　加藤　稲子
先天性頭蓋顔面低形成と呼吸障害
　　　　　　　　　　　　　　守本　倫子
神経筋疾患と呼吸障害　小俣　卓
小児鼻呼吸障害の睡眠および
　成長への影響　池田このみ
小児睡眠呼吸障害―保存的療法―
　　　　　　　　　　　　　　中山　明峰
小児睡眠呼吸障害―手術的治療―
　　　　　　　　　　　　　稲田　紘也ほか
小児睡眠時呼吸障害（SDB）周術期管理
　―口蓋扁桃摘出・アデノイド切除術
　の周術期管理を中心に―　川上　定俊ほか
喉頭軟弱症と呼吸障害　濱本　真一ほか
重症心身障害児の呼吸障害　田中総一郎

掲載広告一覧

ツムラ　　　　　　　　　　　　　　　54

編集主幹：本庄　　巖　京都大学名誉教授
　　　　　市川　銀一郎　順天堂大学名誉教授
　　　　　小林　俊光　　仙塩利府病院
　　　　　　　　　　　　耳科手術センター長

No. 229　編集企画：
　齋藤　晶　和光耳鼻咽喉科医院

Monthly Book ENTONI No.229

2019 年 3 月 15 日発行（毎月 1 回 15 日発行）
定価は表紙に表示してあります.
Printed in Japan

発行者　　末　定　広　光
発行所　　株式会社　全日本病院出版会
〒 113-0033 東京都文京区本郷 3 丁目 16 番 4 号 7 階
　　　　　電話（03）5689-5989　Fax（03）5689-8030
　　　　　郵便振替口座 00160-9-58753

© ZEN・NIHONBYOIN・SHUPPANKAI, 2019

印刷・製本　三報社印刷株式会社　　電話（03）3637-0005
広告取扱店　㈱日本医学広告社　　電話（03）5226-2791

・本誌に掲載する著作物の複製権・翻訳権・上映権・譲渡権・公衆送信権（送信可能化権を含む）は株式会社
　全日本病院出版会が保有します.
・ JCOPY ＜（社）出版者著作権管理機構　委託出版物＞
　本誌の無断複写は著作権法上での例外を除き禁じられています. 複写される場合は, そのつど事前に,（社）出版
　者著作権管理機構（電話 03-5244-5088, FAX 03-5244-5089, e-mail: info@jcopy.or.jp）の許諾を得てください.
　本誌をスキャン, デジタルデータ化することは複製に当たり, 著作権法上の例外を除き違法です. 代行業者等
　の第三者に依頼して同行為をすることも認められておりません.